Argent et médecine

5-7, rue de l'École-Polytechnique, 75005 Paris

http://www.editions-harmattan.fr

ISBN : 978-2-343-17100-5
EAN : 9782343171005

Jacques MORNAT

Argent et médecine

L'Harmattan

DU MÊME AUTEUR

Ostéopathes et ostéopathies. Ambigüités juridiques et scientifiques ; difficultés organisationnelles. *Médecine et droit.* Novembre-décembre 2008-pages184-188.

Les praticiens hospitaliers plein temps et le cumul d'activité. Le rôle de l'Ordre des Médecins. *Médecine et droit.* Septembre-octobre 2016-pages 109-1016. En collaboration avec Céline Mornat.

Mémento d'exercice médical : de l'empathie à la maltraitance. Responsabilité et conflits. *LEH éditions.* Novembre 2017.

À mes familles :
Mon épouse et tous les miens
Mes consœurs et confrères médecins
Mes semblables malades, que je fus et serai

REMERCIEMENTS

Il convient de remercier celles et ceux qui peu ou prou ont participé à cet ouvrage.

Mon épouse pour la fastidieuse relecture et les corrections suggérées. Les professionnels, les consœurs et confrères qui m'ont documenté sur leur vécu ou leurs compétences en particulier les docteurs Aubrun, Dalo, Gaucher, et madame la directrice du GISMA.

Je dois aussi souligner les larges emprunts commis auprès de l'article de Madame Virginie Bertereau publié dans l'*Etudiant* le 3/12/2015 sur le coût des études de médecine.

AVANT-PROPOS

La médecine c'est ingrat, quand on se fait honorer
par un riche on a l'air d'un larbin ;
par un pauvre on a tout du voleur...

L F Céline.

Les dépenses de santé sont un élément incontournable de la comptabilité publique des pays développés qu'elles ressortent selon les pays de l'assurance privée essentiellement, comme aux USA ou d'un régime d'assurance sociale obligatoire comme en France, assis sur la solidarité nationale plus ou moins complétée par un régime de mutuelles complémentaires.

Pour ce qui concerne la Santé qui représente plus de **11 %** du produit national, les pouvoirs publics ne pouvaient rester sans tenter de maitriser les dépenses et d'y adapter des recettes adéquates.

Sur ce montant considérable la médecine et le corps médical représentent un budget dont on peut imaginer qu'il suscite l'attention légitime des gestionnaires, des patients et usagers utilisateurs.

La position du médecin en France est très exposée à l'attention du public et des pouvoirs publics.

Le médecin est devenu un **élément important de la vie sociale**. On ne peut ni naitre ni mourir « officiellement » sans un certificat du médecin et, le même, va devoir s'efforcer tout au long de sa vie professionnelle et même au-delà, d'aider chaque personne à conserver sa santé et à se soigner autant qu'il sera nécessaire, dans les règles de l'art. C'est là son travail et ça n'est pas qu'un métier.

Il semble du reste reconnu : à cet égard, la popularité du médecin est patente, les enquêtes le confirment : 88 % aiment leur médecin **[1]** visant en particulier le médecin de premier recours, venant confirmer une enquête d'opinion réalisée pour l'Ordre des médecins aux conclusions identiques.

En même temps dans notre société où règnent un chômage de masse, la précarité, l'accroissement des inégalités sociales, un accès aux soins plus difficile, certains s'interrogent sur ces docteurs qui ne connaissent pas le chômage, qui gagnent bien (trop ?) leur vie, qui n'assurent plus les tours de garde, qui ne s'installent pas là où l'on en a le plus besoin ou qui font des dépassements d'honoraires par simple effet d'aubaine.

Il a paru légitime de poser financièrement les professions médicales, mais aussi chemin faisant de s'interroger sur cette assurance maladie française donnée en exemple par l'OMS en 2000 qui presque 20 années plus tard laisse de nombreux concitoyens au bord du chemin.

De même, on tentera aussi d'éclairer sur les activités et les tâches de celles et ceux qui s'intéressent à la santé de leurs concitoyens et qui en vivent soit aux dépens du budget de la Santé ou de celui des ménages.

Pour s'enquérir de l'argent de la Santé, il faut s'interroger sur :

Le fonctionnement de notre assurance maladie.

L'argent de l'assurance maladie : pertinence des dépenses ou gâchis : les contrôles.

L'argent des médecins : ce qu'ils coûtent, ce qu'ils gagnent, comment et pour quoi faire...

L'argent des consommateurs en santé et ceux qui le leur gagnent : Les restes à charge.

Avertissement au lecteur : Les mêmes données seront rapportées dans plusieurs chapitres pour permettre de disposer des notions suffisantes à la compréhension de chacun d'entre eux sans pour autant être obligé de lire l'intégralité de cet essai pour être utilement renseigné.

LA PROBLÉMATIQUE

LE PRINCIPE DE LA SÉCURITÉ SOCIALE : DES RECETTES

Il ne viendrait à l'idée de personne de nos jours en ce pays de le remettre en cause, en particulier le volet assurance maladie, instauré au lendemain de la seconde guerre mondiale par le gouvernement du général de Gaulle. Inspirée par le Conseil national de la résistance sur le modèle bismarckien elle fut gagée sur le travail par des cotisations obligatoires tant des salariés que des employeurs.

Ce système, tend à s'adapter face, d'une part au chômage de masse des vingt-cinq dernières années qui a diminué d'autant les recettes tandis que d'autre part les baisses récentes de cotisations portant, sur les entreprises, comme sur les salariés, ont fait qu'un financement complémentaire a du provenir de l'État et donc du contribuable .D'autant que se manifestent des formes nouvelles de travail non salarié aux droits sociaux encore à préciser.

LES BESOINS CROISSANTS : DES DÉPENSES

Les droits reconnus et les besoins légitimes engendrent des dépenses :

Si le droit à la santé ne saurait être une garantie universelle, il n'empêche que la collectivité nationale a reconnu un certain nombre de droits aux personnes en matière de santé qui retentissent sur l'économie puisque coûteuses.

DES DROITS DONT ON RETIENDRA

Loi 2002-303 en son article 1 *:"Toute personne handicapée a droit quelle que soit la cause de la déficience, à la solidarité de l'ensemble de la collectivité nationale."*

Et son article 3 *"... le droit fondamental à la protection de la santé doit être mis en oeuvre par tous moyens disponibles au bénéfice de toute personne...* (Les professionnels doivent*)...développer la prévention, garantir l'égal accès de chaque personne, aux soins nécessités par son état de santé et assurer la continuité des soins et la meilleure sécurité sanitaire possible."*

Des besoins

Les droits ainsi affirmés doivent être assumés qui vont susciter un coût.

La population française est en croissance (67 millions d'habitants), la natalité française est bonne, 7 à 8oo.ooo naissances selon les années récentes avec des besoins en périnatalité. Surtout, la population vieillissante induit ces *pathologies chroniques* croissant avec l'âge, déficits sensoriels et locomoteurs, arthroses, cancers, diabètes, HTA, AVC, aliénations et dépendances chez des ayants droit retraités qui ne cotisent plus, mais sont de plus en plus nombreux en ALD c'est-à-dire pris en charge à 100 %.

Sans oublier les coûts devenant préoccupants de médicaments issus de recherches récentes ou de produits de santé implantables sophistiqués.

Enfin restent à signaler les droits mal assumés des « personnes vulnérables » que la solidarité nationale ne peut abandonner : handicapés, retraités pauvres, familles sans revenu, migrants et autres prisonniers, toutes populations en besoin de soins de santé basiques.

Le principe désormais acquis du tiers payant généralisé signera l'abolition du lien pécuniaire entre le soignant et son patient, client comme usager...pour autant toutefois que celui-ci puisse justifier de son droit acquis et actualisé.

RÉTRIBUER UN SERVICE EST LÉGITIME

Il ne vient non plus à l'idée de personne de concevoir que l'activité professionnelle médicale puisse n'être que gracieuse.

Pourtant, étant interne, j'avais bien entendu, en mai 1968 à la Faculté de médecine de Paris, un jeune étudiant s'indigner qu'on puisse se faire payer pour soigner des malades et y être très applaudi.

C'était, il est vrai, l'époque du plein emploi, des trente glorieuses de l'après-guerre, d'un État providence replet qui veillait sur une assurance maladie en permanente croissance et c'était aussi l'époque des fondations de grandes ONG internationales, des" boat- people" et des "french doctors".

Pour ma part boursier provincial, lauréat de l'externat puis de l'internat des hôpitaux de Paris, j'avais l'intention de nourrir ma famille dans cette activité, à bon droit, me semblait-il.

Je ne fus pas seul à le penser, car dès 1969, de nombreux étudiants furent attirés par la carrière médicale et se sont inscrits en Faculté de médecine et cet attrait ne se dément pas depuis, quelles qu'en soient les motivations.

Mais dès 1975 apparut le chômage et sa croissance inexorable obérant les comptes sociaux de telle sorte que les pouvoirs publics furent interpellés alors même que les besoins de santé ne faisaient que croître.

Dès lors, les sciences humaines, politiques, sociologiques, mais aussi comptables se sont souciées de l'équilibre de la Santé et les économistes de la Santé ont émergé.

Pour ce qui concerne plus précisément le corps médical, le pouvoir a voulu se donner les moyens d'agir sur les dépenses engendrées par les actes des médecins et leurs prescriptions de diverses manières en même temps qu'une réflexion s'opérait sur le contenu des tâches médicales.

Le médecin est en effet un agent très spécifique puisque DÉTERMINANT dans la dépense de santé, et ce, quel que soit son mode d'exercice.

Quasiment toutes les dépenses prises en charge au titre de l'assurance maladie sont le fait d'une décision médicale dans l'intérêt du patient ou de l'usager.

- C'est le cas de toutes les hospitalisations en court, moyen ou long séjour.
- C'est le cas de tous les actes diagnostiques ou thérapeutiques pratiqués par les médecins.
- C'est le cas des prescriptions médicales d'arrêts de travail, de médications, de produits de santé ou enfin d'actes à faire réaliser par tous les autres professionnels de santé.

Certaines dépenses bien que hors du champ de l'assurance maladie sont aussi générées par le médecin dans l'intérêt des patients :

- Les activités expertales : judiciaires, d'assurance et médecins de recours,
- Certaines activités de prévention, commissions du permis de conduire, certificats d'aptitude au sport, réquisitions diverses, médecine de contrôle.

En revanche, il est des dépenses de santé où le médecin ne prend aucune responsabilité qu'on peut nommer l'automédication et qui est en constante croissance, à la seule initiative des consommateurs et reste à leur charge.

- Il s'agit bien entendu des médications, drogues et plantes, compléments alimentaires et autres produits de santé que quiconque peut se procurer en libre accès.
- Mais aussi des recours aux médecines non conventionnelles d'où qu'elles proviennent ainsi que des activités physiques ou psychiques qui sont souvent proposées et qui font vivre des non *professionnels de santé* justement sur ce créneau de la santé. C'est désormais le chapitre de l'autogestion de la santé qu'on abordera aussi.

LE SYSTÈME FRANÇAIS D'ASSURANCE MALADIE

I. LE TARIF DE RESPONSABILITÉ

Le principe de fonctionnement de l'assurance maladie consiste pour chaque acte ou prescription médicale à décider d'un tarif de responsabilité qui détermine la part du coût des prestations dont le montant est pris en charge au titre d'un régime de sécurité sociale.

Chaque acte médical existant est inscrit dans la CCAM (classification commune des actes médicaux), une nomenclature française qui le définit par une cotation alphanumérique unique et lui attribue une valeur en **lettre clé** utilisée selon les différentes spécialités .**C, V, K, B, Z...**

La valeur des lettres clés est déterminée en euro dans le cadre d'une convention signée par les syndicats professionnels et les CNAM. Ainsi se détermine le tarif de responsabilité pour chacun des actes de la CCAM. Ce tarif peut évoluer, soit en augmentation, accroissant d'autant les revenus et... le coût de la médecine, soit en diminution source d'économies, mais aussi de protestations des assurés.

II. LES HONORAIRES DU MÉDECIN PRESCRIPTEUR : LES DÉPASSEMENTS

Les médecins libéraux se répartissent en trois catégories selon leur engagement conventionnel.

Le secteur I : Les plus nombreux **75 % [2]** s'engagent à respecter les tarifs conventionnels. Il existe une possibilité de dépassements, le **DE** (dépassement pour exigence) qui ne peut se justifier que lorsque le patient impose une contrainte de lieu, d'horaire, ou non-respect du parcours de soin. Ces DE peuvent être éventuellement remboursés par une mutuelle.

Le secteur II : Qui autorise les médecins à demander des dépassements. Il fut créé lors de la convention de 1980, la seule limitation étant *le tact et la mesure* **[3]**. Dix ans plus tard, il fut gelé et réservé aux anciens chefs de clinique. C'est exceptionnellement le cas pour les généralistes **(9,5 %)** qui n'y peuvent prétendre présentement, c'est par contre le cas fréquent chez les autres spécialistes libéraux **(43 %)** voire hospitaliers. Les médecins exerçant dans ce secteur doivent afficher en salle d'attente les tarifs des actes les plus fréquents.

- Si les dépassements d'honoraires sont supérieurs à **70 €,** le praticien doit remettre au patient une information écrite mentionnant les prix des actes et des dépassements. Cette information doit être donnée avant l'exécution des actes au patient.
- Si les dépassements sont inférieurs à **70 €,** ou si l'acte est à réaliser lors d'une prochaine séance, le praticien reste soumis à l'obligation d'information sur les montants et modalités de prise en charge des actes.
- Pour fixer le montant des dépassements d'honoraires, les praticiens doivent faire preuve de tact et de mesure. La situation financière du patient, la notoriété du praticien, la complexité de l'acte et le temps nécessaire à son exécution doivent être pris en compte.

Le secteur III : Médecin non conventionné : quasiment aucun remboursement (tarif d'autorité). Les honoraires sont libres sous réserve néanmoins du respect du tact et de la mesure. [3]. *Les honoraires du médecin doivent être déterminés avec tact et mesure, en tenant compte de la réglementation en vigueur, des actes dispensés ou de circonstances particulières.* Certains contrats de mutuelles peuvent rembourser.

Les tarifs des médecins hospitaliers et des services publics de santé sont ceux du secteur I exception faite des éventuelles activités libérales d'hospitaliers qui peuvent pratiquer en secteur II.

III. LE TICKET MODÉRATEUR

Pour le reste à charge, qu'on appelle *le ticket modérateur*, il peut être fait appel à des mutuelles dites complémentaires. Pour qu'il y ait mutuelle, il faut donc qu'il y ait d'abord assurance maladie : les mutuelles prennent en charge la partie des frais de soins restant à la charge de l'assuré, une fois que l'assurance maladie a remboursé sa part. Avec pour objectif de permettre un accès aux soins de qualité possible pour tous.

I. Les déremboursements du ticket modérateur

Ils ne datent pas d'hier et des taxes se sont succédé pour tenter de pallier le déficit de gestion de l'assurance maladie. Le ticket modérateur avait été fixé à 20 % par l'ordonnance de 1945 sur les soins et les frais médicaux remboursables.

- Dans les années 1960, les remboursements dentaires et optiques ont été fortement réduits et le demeurent encore.
- Un forfait hospitalier a été créé par la loi du 9 janvier 1983 et régulièrement augmenté. Depuis le 1er janvier 2010, il est fixé à **18 euros par jour** en hô-

pital ou en clinique et **13,50 euros par jour** dans le service psychiatrique d'un établissement de santé.

- Des médicaments jugés peu efficaces ont vu leur taux de remboursement réduit ou supprimé.
- Depuis le 1er janvier 2005, une participation forfaitaire de **1 euro** est demandée aux assurés de plus de 18 ans. Elle s'applique pour toutes les consultations ou actes réalisés par un médecin, mais également sur les examens radiologiques et les analyses de biologie médicale. Elle est limitée à **4 € par jour** pour un même professionnel de santé et plafonnée à **50 € par an et par personne.**
- Depuis le 1er janvier 2008, une franchise médicale de **50 centimes d'euros** est instituée sur le remboursement de chaque boîte de médicaments, de chaque acte paramédical et de **2 euros** pour chaque transport sanitaire, dans la limite de **50 € par an et par personne.**
- Depuis le 1er mars 2011, le forfait **18 €** s'applique pour les actes médicaux d'un montant supérieur ou égal à **120 €** ou ayant un coefficient égal ou supérieur à **60 K.** Les personnes qui bénéficient d'une prise en charge à 100 % en raison de leur situation ou de leur état de santé en sont exonérées, tels les assurés souffrant d'une affection de longue durée (ALD).

II. Il n'existe plus aujourd'hui de montant fixe pour le ticket modérateur

Il varie en fonction de la situation de l'assuré et du respect du parcours de soins coordonnés. Tout dépend de la prestation offerte.

Pour la consultation chez un médecin généraliste en 2017, si le généraliste exerce en secteur **1**, la consultation coûte **25 €**. L'Assurance maladie prend en charge **70 %** de **24 €,** mais aucunement la participation forfaitaire de **1 €.**

Majoration du ticket modérateur : Le ticket modérateur peut être majoré si le médecin est consulté en dehors du parcours de soins coordonnés. Dans ce cas, le montant du ticket modérateur n'est que de **16,1 €.**

Le ticket modérateur s'applique également sur le prix d'une boîte de médicaments.

Il existe quatre taux de remboursement des médicaments : **100 %** pour les médicaments reconnus comme irremplaçables et coûteux ;

- **65 %** pour les médicaments à service médical rendu majeur ou important ;
- **30 %** pour les médicaments à service médical rendu modéré, les médicaments homéopathiques et certaines préparations magistrales ;
- **15 %** pour les médicaments à service médical faible.
- Si le montant est de **7,95 €**, et si l'assurance maladie en rembourse **65 %** soit **5,17 €**, le montant du ticket modérateur serait donc de **2,78 €** auquel il faut ajouter une franchise médicale de **0,50 €**. Le ticket modérateur sera donc réellement de **3,28 €**.

Exonération du ticket modérateur : Les personnes souffrant d'une affection longue durée (ALD) sont exonérées du ticket modérateur, car elles doivent subir un traitement prolongé souvent onéreux, voire très onéreux.

Les dépassements d'honoraires (médecins conventionnés de secteur **2** ou médecins non conventionnés) ne sont jamais pris en charge par l'assurance maladie. Dès lors, le montant du ticket modérateur augmente donc en conséquence.

Bénéficiaire du tiers payant **:** le patient n'a pas besoin d'avancer la part prise en charge par l'assurance maladie. Il doit simplement payer le montant du ticket modérateur.

De plus, le patient bénéficiaire de la CMU (couverture maladie universelle) devenue PUMA n'aura absolument rien à débourser (pas même le montant du ticket modérateur).

IV. À PROPOS DES MUTUELLES DE SANTÉ

L'intérêt des mutuelles est d'ordre privé puisque chacun, en fonction de ce qu'il décide d'y investir pour soi ou les siens, recevra en échange un remboursement complémentaire qui pourra être total ou presque. Il est aussi d'ordre social puisque les entreprises, depuis le 1er janvier 2016, ont désormais l'obligation d'assurer une complémentaire à leurs employés, et les pouvoirs publics ont institué la CMU pour les personnes en difficulté.

Pour bénéficier d'une mutuelle, il faut quand même respecter deux conditions : la demander et payer ses cotisations, sauf dans le cas où elle est octroyée. Les mutuelles ont un mode de financement qui les rapproche des assurances. Le contractant doit cotiser chaque année pour des garanties définies justement par contrat.

Que prend en charge la mutuelle ?

Plusieurs éléments entrent en ligne de compte pour savoir ce que la mutuelle prend en charge :

Selon le médecin que l'on consulte (généraliste, spécialiste), il convient de savoir s'il est conventionné ou non, et dans quel secteur (secteur 1 ou 2).

Selon les médicaments prescrits par le médecin. Les médicaments remboursables sont indiqués sur une liste de l'assurance maladie et le pourcentage de remboursement varie en fonction de leur efficacité et de leur coût.

Les prestations remboursées par la mutuelle.

Il est nécessaire de savoir lesquelles sont remboursées ainsi que la pratique éventuelle du tiers payant.

Enfin, il est recommandé de connaitre les taux de remboursement de la mutuelle. Ceux-là vont du remboursement dit à 100 % jusqu'au remboursement aux frais réels.

- Le remboursement à 100 % signifie que la mutuelle rembourse la différence entre le tarif conventionné de niveau 1 et la part de l'assurance maladie. Avec ce barème, le patient est très bien remboursé s'il consulte un médecin conventionné de secteur 1, mais beaucoup moins s'il y a des dépassements d'honoraires.
- Le remboursement à 200 % signifie que la mutuelle rembourse jusqu'à 200 % du tarif de base (soit 25€ + 25€ pour une consultation chez un médecin généraliste). Elle remboursera donc la différence entre le total de la consultation et le tarif de base de la Sécurité sociale, le tout dans une limite de 50 euros.
- Parfois enfin, la mutuelle peut rembourser aux frais réels, ce qui signifie que la mutuelle rembourse la totalité des honoraires moins le tarif de base plus l'euro de participation.

Tarifs des "mutuelles santé"

- Le coût d'une "complémentaire santé" peut ainsi être extrêmement variable selon les garanties, l'âge du contractant, le contrat, l'organisme assureur, etc. Il est calculé de manière différente selon les assureurs.
- Certaines garanties risquent cependant de faire s'envoler le coût de votre contrat santé : les garanties sur l'optique (lunettes, lentilles...), sur le dentaire (prothèses, implants...), sur les médecines parallèles, sur les cures thermales... Le tarif d'un contrat peut également varier en fonction de la taxe sur les contrats responsables ou non responsables.

La situation du patient ayant droit

Elle est aussi prise en compte : outre les situations déjà évoquées, ALD, actes lourds, les pouvoirs publics ont créé la CMU, transformée, depuis le Ier. Janvier 2016 en PUMA (protection universelle maladie), qui assure aux personnes qui ont une activité professionnelle ou qui résident en France de façon stable et régulière, la prise en charge des frais de santé en cas de maladie ou de maternité, à titre personnel et de manière continue tout au long de la vie.

Les recettes alimentant le fonds CMU sont constituées du produit de la taxe CMU (taxe de solidarité additionnelle) à laquelle sont assujettis les organismes d'assurance complémentaire intervenant dans le domaine de la santé (art. L 862-4 du CSS).

Un particulier qui n'a pas les moyens de se procurer une complémentaire santé, peut demander à bénéficier de la couverture maladie universelle complémentaire (CMU-C).

La CMU-C ouvre droit à la prise en charge gratuite de la part complémentaire des dépenses de santé incluant des forfaits dentaires, optiques et prothèses auditives lorsque les ressources sont inférieures à un plafond CMU-C fixé selon la composition du foyer.

La CMU-C donne droit à la prise en charge gratuite de la part complémentaire des dépenses de santé pendant 1 an.

La CMU-C présente plusieurs particularités :

- Les bénéficiaires sont exonérés de participation forfaitaire de **1 euro**, de la franchise médicale et du forfait journalier hospitalier.
- Les bénéficiaires disposent du tiers payant, ce qui les dispense de faire l'avance des frais en pharmacie et lors de la consultation d'un professionnel de santé.
- Lorsqu'un assuré bénéficie de la CMU-C, le professionnel de santé consulté n'a pas le droit de pratiquer de dépassement d'honoraires excepté en cas de de-

mande particulière de la part de l'assuré (exemple : consultation en dehors des heures d'ouverture du cabinet).
- La demande de CMU-C doit se faire auprès de la caisse d'Assurance maladie.

Les actes médicaux et les frais qu'ils induisent, prescriptions ou prestations de professionnels de santé sont pris en charge bien sûr en fonction du tarif de responsabilité, mais aussi du patient en cause, de sa mutuelle ou du praticien qui les réalise ce qui fait que les situations sont très variées et qu'en dépit des droits évoqués, il n'en demeure pas moins que l'accès aux soins ne soit pas toujours satisfaisant pour nombre de personnes sur notre territoire.

L'ARGENT PUBLIC DE LA SANTÉ

L'équation qu'ont à résoudre les pouvoirs publics, c'est d'une part le respect des engagements, qu'il s'agisse de l'accès aux soins sur l'ensemble du territoire ainsi que des droits reconnus par la loi aux patients comme aux usagers des services de santé (loi 2002-303), mais c'est d'autre part contenir le budget de l'assurance maladie dans le respect de la loi annuelle sur le financement de la sécurité sociale (PLFSS) tout en sachant que les besoins sont en croissance.

LE BUDGET DE L'ASSURANCE MALADIE

L'ASSURANCE MALADIE doit contenir les coûts de santé dans le budget national.

Le PIB de la France est en effet d'environ **2500 Mds d'euros**, avec un taux de prélèvement obligatoire de **45,5 %** (986Mds en 2016).

Le budget de l'État 2017 annonce **322,4 milliards** de dépenses avec un déficit de **74,7 Mds** qui vient alourdir d'autant la dette désormais supérieure au PIB annuel.

En regard, le budget de la Sécurité sociale est lui aussi conséquent. Le tableau d'équilibre, par branche, de l'ensemble des régimes obligatoires de base de sécurité sociale pour 2017 (PLFSS 2017) permet de constater qu'il s'agit en effet de sommes considérables et pour ce qui concerne la branche maladie d'un déficit chronique (encore jusque là) (en milliards d'euros).

PLFSS	RECETTES	DÉPENSES	SOLDE
Maladie	191,3	197,1	- 5,8
Vieillesse	223,8	223,6	0,2
Famille	52,8	54,3	- 1,5
Accidents du travail et maladies professionnelles	14,1	13,3	0,8
Toutes branches (hors transferts entre branches)	468,4	474,7	- 6,3
Toutes branches (hors transferts entre branches), y compris fonds de solidarité vieillesse	464,9	475,1	- 10,2

L'ONDAM : L'Objectif national de dépenses d'assurance maladie est réactualisé chaque année.

Pour l'année 2016 étaient prévues les dépenses d'assurance maladie ici rapportées en milliards d'euros :

Ondam total 182,0
Soins de ville 82,9
Dépenses relatives aux établissements de santé tarifés 57,0 à l'activité
Autres dépenses relatives aux 19,6 établissements de santé
Établissements et services 17,8 médico-sociaux
Contribution de l'assurance maladie aux dépenses en établissements et services pour personnes âgées 8,7
Contribution de l'assurance maladie aux dépenses en établissements et services pour personnes handicapées 9,1
Dépenses relatives au Fonds régional d'intervention 3,1
Autres prises en charge 1,6

S'il paraît peu pertinent d'accroitre les recettes en période de chômage de masse, AGIR SUR LA DÉPENSE a pu paraître une fort louable intention citoyenne. Des économies sur les dépenses peuvent s'exercer à plusieurs niveaux notamment pour ce qui concerne l'activité du corps médical d'où proviennent comme on l'a vu la plupart des dépenses prises en charge. Et le corps médical de par sa situation stratégique est une source d'inspiration pour les économistes.

Les moyens d'action sont divers : on a pu vouloir contrôler le coût de l'activité du médecin soit en limitant le NOMBRE de médecins prescripteurs soit en tentant de FREINER L'ACTIVITÉ personnelle, catégorielle ou globale des professionnels.
Mais paradoxalement en même temps les croissants besoins et les territoires désertés obligent à recourir à des importations de médecins venus d'ailleurs.

Il convient de situer les LIMITES D'EFFICACITÉ DES DÉCISIONS politiques ou réglementaires voulant porter sur la densité ou la mobilité médicale.

Au sein de l'UE, la réciprocité des diplômes et la libre circulation des personnes peuvent venir contrecarrer toute restriction nationale unilatérale.

D'autre part, l'habitude prédatrice a aussi été prise en cas de besoin de recourir à des médecins formés hors Europe privant ainsi les pays formateurs des fruits de leurs efforts.

Surtout, la formation disons l'*incubation* d'un médecin est en moyenne de 12 ans avant l'exercice effectif, eu égard aux sélections, formations et spécialisations. C'est-à-dire que dans ce délai la personne, fille ou garçon au départ, a le plus souvent fondé une famille sur le lieu de sa Faculté de formation figeant de ce fait les possibilités de mobilité.

Par ailleurs, pour ce qui concerne les sorties volontaires avant retraite des praticiens, ceux-ci ont totale liberté de cesser leur pratique dans les règles fixées par l'Ordre professionnel, leur statut ou contrat si les conditions d'exercice ne leur conviennent plus : ainsi nul ne peut actuellement contraindre un médecin diplômé à exercer cette profession pas plus en libéral qu'autrement.

Enfin, le délai de formation d'un médecin représente deux législatures et demie d'un mandat politique : c'est rappeler le court terme de ces mandats versus le long terme des études de médecine.

RÉDUIRE LE NOMBRE DE MÉDECINS EN EXERCICE

Soit par l'entrée, *numerus clausus*, soit par la sortie, *MICA*, n'a pas manqué de tenter les gouvernants.

LA POPULATION MÉDICALE en France est dans la moyenne de l'OCDE. On comptait au 1er janvier 2017 d'après le CNOM, **290.974** médecins inscrits dont **215.941** en activité totale soit une augmentation de **15 %** en 10 ans. Toutefois, parmi ces médecins la proportion des professionnels en activité régulière recule de 10 points depuis 2007 pour atteindre **68 %** en 2017, soit **197 859** médecins. Autre enseignement majeur, la forte féminisation de la profession : les femmes représentent désormais en 2017, **47 %** des médecins en activité régulière contre **38 %** dix ans plus tôt. La moyenne d'âge est de 51 ans, plus de 1 sur 4 est sexagénaire, 1 sur 5 a moins de quarante ans et 42 **%** exercent en libéral.

La répartition selon les spécialités est pour 100.000 habitants de **119** pour les généralistes et de **147** pour les autres spécialités. Rappelons combien cette densité est inégalitaire, et ce depuis longtemps laissant se dessiner ces *déserts médicaux* qui affectent aussi bien le premier recours des généralistes que les spécialités, alors qu'ailleurs une hyper densité est mesurée. On voit progressivement apparaître une demande non satisfaite dans la plupart des spécialités. .

À propos du *numerus clausus* et du Mica

L'histoire récente est à cet égard intéressante et peut-être pédagogique.

- **1969** : Suite, aux événements de mai 68 furent créées de nouvelles Facultés de médecine tant en Ile-de-France qu'en province et un afflux de carabins en résulta au point qu'un numerus clausus fut créé dès 1971. Ainsi renaissait une propédeutique, mais cette fois sous forme de concours, et donc, non plus pour mettre à niveau, mais pour éliminer puisque près de 80 % d'échecs reste encore la norme actuelle.
- **1972** : Le premier numerus clausus est fixé à **8 588** comme estimé le maximum pour les possibilités de formation des Facultés de médecine. Nombre de jeunes médecins presque tous tentés par l'exercice libéral vont certes mailler tout le territoire, mais cela va finir par inquiéter tant du fait d'une répartition inhomogène que par soupçon d'abus de soin.
- **1988 :** Vingt ans se sont passés et on instaure le MICA (Mécanisme d'incitation à la cessation d'activité) par la loi du 5 janvier 1988, permettant aux médecins de cesser leur activité avant l'âge de la retraite en échange d'une indemnité mensuelle substantielle jusqu'à l'âge théorique de la retraite sous condition de cesser toute activité. La cible visée était celle des généralistes libéraux jugés trop nombreux à l'époque. Plus de 10.000 médecins en bénéficièrent, mais la cible fut en partie manquée, car les spécialistes furent relativement les plus nombreux à s'en prévaloir.
- **1993 :** Étiage du numerus clausus réduit à **3500** places.

  Cette même année, la *Documentation française* publie sous la coordination de Raymond SOUBIE "*Santé 2010*". Ouvrage réunissant de nombreux experts, celui-ci pour ce qui concerne la démographie médicale n'avait qu'une seule idée directrice: restreindre par tous les moyens l'offre médicale prescriptive : promotion appuyée du MICA, réorientation des médecins en santé publique, en médecine du travail ; quant aux hôpitaux *mais faut-il vraiment pourvoir tous les postes vacants?* Quant à la féminisation croissante déjà perçue, elle est encouragée *pour le seul fait d'une moindre activité*, estimée à 40 % à l'époque... La gestion démographique ne s'entend qu'au sens de gérer la *surabondance des effectifs* et *déterminer le nombre prévisionnel de départs à provoquer* tant il paraît que *maitriser les coûts c'est réduire le volume des actes et par conséquent celui des acteurs.* On pouvait s'inquiéter d'une aussi courte vue dans cet ouvrage d'autant que les courbes laissaient déjà prévoir la pénurie à venir. **[4]**

- **2003 :** 10 ans plus tard en effet tout aura changé. Nouveau reflux: La loi de financement pour 2003 prend acte de la nouvelle situation. Il est décidé de mettre fin au MICA à la date butoir du 31/12/2004, d'encourager cette fois la reprise d'activité des professionnels l'ayant cessé, et de remonter le numerus à **8500 places** pour 2003.
- **2010 :** Le rapport Polton *quel système de santé à l'horizon 2020* ne se prononce nullement sur le nombre de médecins nécessaires et ne s'inquiète que de leur répartition et des moyens organisationnels de faire face à la pénurie annoncée. Le sous-titre est évocateur: *rapport préparatoire au schéma de services collectifs sanitaires.*
- **2018 :** Cette année, le numerus clausus est à **8 205 places**, mais son existence même est en question. Actuellement, on encourage l'activité des retraités et l'on cherche partout non seulement des généralistes, mais toutes les spécialités sont en manque et les ac-

tifs sont tous surmenés jusqu'aux internes en formation.

ACCROÎTRE LE NOMBRE POUR LUTTER CONTRE LES « DÉSERTIFICATIONS »

Le recours à l'importation de l'étranger n'a pas non plus résolu tous les problèmes.

L'exemple roumain est bien connu

La Roumanie est en effet membre de l'UE, l'équivalence des diplômes est désormais totalement acceptée. La France qui ne peut faire face à ses besoins en médecins "*importe*" si l'on peut dire tous les ans de jeunes médecins roumains ou formés en Roumanie pour exercer dans notre pays.

Mieux encore la Roumanie, le pays le plus francophone de l'Est européen a mis au point un enseignement de la médecine en français qui attire notamment de jeunes Français éliminés de la PACES.

Cela engendre deux ordres de problèmes :

- D'une part, les jeunes roumains recrutés en France ont fréquemment des difficultés d'adaptation en particulier comme généralistes en cabinet face aux charges de travail et contraintes de l'exercice libéral en France.
- Par ailleurs, lorsque de jeunes étudiants en Roumanie souvent français réussissent l'ECN, ce qui est rare, ils sont parfois jugés incompétents selon les constats de doyens de Faculté et donc appelés à recyclage.

Il n'empêche que l'importation roumaine se poursuit et prive le pays formateur du fruit de ses efforts qui ne sont pas négligeables.

On peut enfin s'interroger sur la contradiction entre ces deux réalités : les médecins diplômés en Roumanie sont les bienvenus pour exercer en France, mais certains sont suspects d'incompétence en tant qu'internes alors même qu'ils sont lauréats de l'ECN français.

Quoiqu'il en soit, il est avéré que le recours aux médecins venus d'ailleurs et notamment de Roumanie est un moyen d'utilisation habituelle pour tenter de pallier les indéniables carences d'offre de soins.

Qu'on en juge plutôt :

Au 1er janvier 2012, le tableau de l'Ordre recensait **19 890** médecins titulaires d'un diplôme européen ou extra européen, dont 18 642 actifs et 1 248 retraités.

Les diplômés européens et extra européens représentaient déjà **7,4** % de l'ensemble des médecins inscrits au tableau de l'Ordre. Avec **33,3 %** de diplômés inscrits en France, la Roumanie occupait la première place **des pays de l'Union européenne.** La Belgique arrivait en seconde position **(22,6 %),** l'Italie occupait le troisième rang (**11,1 %)** et l'Allemagne le quatrième rang, qui sont tous trois pays frontaliers.

Parmi les médecins titulaires d'un **diplôme extra européen**, **55,7 %** étaient originaires du Maghreb et majoritairement d'Algérie 41,9 %, du Maroc 9,8 %, de Tunisie 4,0 %, ensuite le Liban 3,8 %, Madagascar 3,6 %, l'Argentine 2,2 %, la Fédération de Russie 2,1 %, le Sénégal 1,9', l'Égypte 1,7 %, la Côte d'Ivoire 1,3 %, le Cambodge 1,3 %, l'Iran 1,1 %, le Togo 1,1 %, le Vietnam 1,0 %, le Congo 1,0 %, le Zaïre 1,0 %, le Bénin 0,7 %, l'Ukraine 0,6 %, le Brésil 0,6 %.

En 2014 : Le rapport du CNOM sur les flux migratoires notait que **54 168** médecins en exercice sont nés hors de France (soit 19,6 % des médecins inscrits au tableau de l'ordre). **44,2 %** sont Français et **31,2 %** sont naturalisés.

40 354 ont une activité régulière dont **10 146** sont nés dans l'UE et **30 308** sont nés en dehors.

Accroissement donc de 10,4 % de 2007 à 2014 et croissance continue prévue jusqu'en 2020 du fait de l'arrivée massive entre 2007 et 2014 des natifs de l'UE **(+ 58,9 %).**

22 565 sont diplômés de l'UE ou hors Europe. Cette population s'est accrue de **60 %** ces 7 dernières années.

Ces données confirment que le recours à des **praticiens d'outre France** est devenu une donnée non négligeable pour d'aucuns au détriment de jeunes Français éliminés de la PACES et des populations des pays extra européens privés des médecins qu'ils ont formés.

Et pourtant il n'apparaît pas que ce soit très efficace et ce recours n'obtient pas les résultats espérés **:** selon l'Ordre des médecins. (*CNOM : rapport sur la démographie 2017) : « Contrairement à une idée largement répandue, cette population n'est pas une réponse aux difficultés territoriales d'accès aux soins. Cette étude montre que ces médecins étrangers, quelle que soit leur nationalité, et à l'instar de leurs confrères français, ne s'installent pas dans les zones définies comme déficitaires par les ARS.*

Par ailleurs et de manière générale, on observe que la part de l'exercice salarié est dominante (62 %) chez les médecins titulaires d'un diplôme européen ou extra européen. Cela est vérifié partout en France : l'exercice salarié est privilégié par les médecins à diplôme étranger dans toutes les régions de France, par les médecins à diplôme européen comme par les médecins à diplôme extra européen.

Agir sur le nombre par « *importation* » ne résout donc pas le problème des régions sous dotées. Les jeunes médecins formés en France ne veulent pas volontiers s'installer en libéral, là où, ils ou elles font défaut, ce qui ressort nettement des choix d'installation ; l'importation même roumaine ne permet pas non plus d'y faire face aisément, car les entrants roumains ou autres recherchent plutôt le salariat. **(62 %)** et lorsqu'ils s'installent en libéral, ce n'est pas là où ils manquent.

Cela montre une tendance forte des jeunes médecins généralistes qu'ils ou qu'elles soient formées(e)s en France ou venu(e)s d'ailleurs de ne pas faire de l'exercice libéral un exercice de premier choix.

La situation ne va pas s'améliorer dans l'immédiat. On voit que le nombre de généralistes diminue d'année en année et va encore diminuer pendant plusieurs années. (*Toujours selon l'atlas démographique 2017 du CNOM.*)

Le tableau de l'Ordre recense **88137** médecins généralistes en activité régulière en 2017. Soit une diminution de **8,4 %** des effectifs depuis 2007. D'après les analyses et le calcul du TCAM (Taux de croissance annuel moyen), la tendance à la baisse avec une forte probabilité va se confirmer jusqu'en 2025 pour atteindre alors **79 262**.

Cette baisse du nombre de généralistes est d'autant plus alarmante qu'elle affecte la quasi-totalité de nos territoires ; on la constate dans **93** départements en tête desquels la Nièvre (- **27 %)** et la ville de Paris **(-25 %)** sur le plan régional c'est la Bretagne qui perd **30 %** de ses effectifs, l'Occitanie **18 %** et l'Île-de-France **15 %.**

On y remarque la croissance vertigineuse du nombre de médecins retraités : **75 033** en 2017 soit **93,6 %** de plus que 10 ans auparavant.

INTERVENIR SUR LA VALEUR DES ACTES D'UNE CATÉGORIE DE PRATICIENS, DE MÉDICAMENTS OU DE PRODUITS DE SANTÉ

Ainsi a-t-on vu diminuer à plusieurs reprises les tarifs de remboursement dans les actes de biologie ou de radiologie, tenant compte des avancées techniques permettant de contraindre les prix de revient de tel ou tel acte ou produit ou médicament devenu ainsi plus banal...et donc plus fréquent.

L'intervention doit être équilibrée et tenir compte notamment pour les libéraux, à la fois des investissements nécessaires dans des matériels de plus en plus sophistiqués et coûteux et de la règle de la majorité des droits de propriété laissés aux professionnels de santé dans leurs outils de travail.

Exemple pour la biologie :

En 2013 baisse de la nomenclature du **B** à 0,25 € En 2017 révision à la baisse de 77 actes de biologie.

Ainsi pour la radiologie :

Déjà, en 1998 baisse du **Z** de 13,5 % Baisse du **Z** en 2014 puis 2015 En 2017, baisse du forfait technique de 2 %.

C'est la même rationalité économique qui intervient ces temps-ci quant au déremboursement de médicaments jugés tout à coup insuffisamment actifs, voire totalement inactifs (cf. la maladie d'Alzheimer) et qui remet à l'ordre du jour la prise en charge de l'homéopathie.

MODIFIER LES CONDITIONS D'EXERCICE

Le motif premier de ces interventions est plus lié à la recherche de la lutte contre les zones sous équipées qu'à promouvoir des économies, encore qu'un accès pertinent aux soins ne soit pas d'évidence un surcoût.

La liberté d'installation est désormais remise en question, bien que réaffirmée par le pouvoir actuel. Il n'en est pas moins vrai qu'elle soit discutée au sein même des deux chambres législatives et de la Cour des comptes, et motivée par le souci de lutter contre les vides médicaux existants sur le territoire et le peu d'empressement apparent des jeunes diplômé(e)s à les combler.

La restriction de cette liberté pourrait revêtir plusieurs aspects.

- **L'obligation temporaire d'exercer** dans des territoires sous dotés avant de choisir librement son installation. Le risque serait le refus généralisé de l'installation en mode libéral qui n'est déjà pas très en vogue chez les jeunes diplômé(e)s et auquel on ne peut contraindre, en effet, personne et qui amènerait à devoir équiper tous ces territoires de maisons de santé aux frais de la collectivité. De plus, on assisterait à des rotations fréquentes de praticiens salariés et surtout de praticiennes puisque bientôt plus nombreuses que les hommes *à l'ancienneté* comme dans la fonction publique et ce d'autant plus fréquemment que les postes seraient dans des zones difficiles d'accès ou de vie.
- **Le conventionnement sélectif** a ses zélateurs. Il peut s'agir du contrôle des installations dans les régions bien dotées en n'autorisant le conventionnement qu'en échange d'une mise à la retraite complète. Ce qui ne manquerait pas de poser des problèmes de liste d'attente et de négoce des clientèles.
- **La suppression de l'exercice libéral,** pour les médecins généralistes serait plus radicale encore, avec la généralisation du salariat ou d'un mode approchant qui permettrait théoriquement de résoudre le problème des déserts médicaux, mais en poserait d'autres, celui d'un statut ou d'un contrat, de la

grille des salaires, des 35 heures, des RTT, de l'équilibre avec les hôpitaux publics, de l'avenir des autres spécialistes... et des établissements privés... Reviendrait-on sur le volontariat de la garde médicale ? Le libre choix aura-t-il alors définitivement vécu ? Et quid des objectifs financiers versus indépendance professionnelle ?

Il est intéressant à cet égard de rapporter l'avis de la Commission des comptes de la sécurité sociale en 2008.

« La diversité des modes de rémunération illustre le fait qu'aucun ne prévaut sur l'autre. La rémunération des médecins s'opère selon trois modes principaux non mutuellement exclusifs ; la rémunération à la capitation ou rémunération forfaitaire des praticiens en fonction des caractéristiques de leur patientèle (effectif, âge, état de santé), le paiement à l'acte et le salariat.

La capitation est le mode dominant dans les systèmes de protection sociale centralisés qui reposent sur le principe de l'universalité et la gratuité des soins financés par l'impôt pour l'ensemble du territoire (Royaume-Uni, Espagne, Italie). Le paiement à l'acte prédomine dans les systèmes d'assurance sociale (Allemagne, France). Enfin, le salariat est prépondérant dans les systèmes nordiques, notamment en Suède. »

Vers une réhabilitation des *officiers de santé* ?

Pour lutter à la fois contre la raréfaction médicale et l'hyperactivité quotidienne non désirée des médecins qu'elle engendre et ses dangers, se structure l'idée de créer un intermédiaire entre Bac +3 - *infirmière* et Bac +9 - *médecin,* un palier de professionnels de santé de rang *master* qui auraient le droit d'examiner, de prescrire et d'être honorés à moindre coût que les docteurs en médecine et pris en charge par l'allocation maladie.

En réalité, il existe sans doute une place pour de telles activités en particulier pour ces pathologies chroniques appelées à devenir de plus en plus fréquentes du fait du vieillissement de notre population et justifiant non pas d'une diagnose quotidienne, mais d'une surveillance régulière et facilitant l'implication dans l'éducation thérapeutique des patients notamment âgés, restés à domicile comme ceux séjournant en institutions.

Cela remet néanmoins en cause *le monopole de l'exercice de la médecine* jusque là dévolu au seul corps médical.

- Il est vrai qu'il est déjà partagé avec les dentistes et les sages-femmes qui sont des professions d'exercice médical pris en charge par l'assurance maladie pour le domaine qui les concerne, qui disposent d'un ordre professionnel et d'un code de déontologie inscrit dans la loi.
- Plus récemment un nouveau pas avait été franchi lors de la loi 2002-303 autorisant le titre d'ostéopathe et de chiropracteur et donc leur exercice professionnel, mais sans intervention de l'assurance maladie, sans code de déontologie inscrit dans la loi, sans véritable contrôle ni du nombre ni de la qualité de formation ou d'exercice, ce dont se plaignent les intéressés eux-mêmes.

Mais le degré d'autonomie et d'intégration de *ces éventuels futurs professionnels* dans la chaine de soin par rapport au médecin traitant devrait pouvoir trouver une juste place pour autant qu'il existe encore partout un médecin traitant pour chaque personne qui le souhaiterait (?), ce qui n'est déjà plus le cas.

Le rôle et le statut ainsi envisagés, dont on parle depuis plus de dix ans **[5]** pose des difficultés d'intégration surtout dans l'exercice libéral - délégation de tâches ou transfert de tâches- pour les médecins, et n'est pas si bien accepté par le corps infirmier soucieux de conserver la plénitude de son rôle. Une telle activité est déjà mise en place plus aisément dans les hôpitaux publics et s'instaure en ville progressivement dans certaines spécialités les plus éprouvées. Mais jusque là, l'autonomie de prescription restait très encadrée.

LE CONTRAT SOCIAL CONSENTI AU MÉDECIN

La Nation consent au médecin dans le cadre défini par l'assurance maladie, le principe d'une rétribution, qu'elle entend contrôler, en échange d'un *quasi-monopole d'exercice.*

RÉTRIBUER LE MÉDECIN : PRINCIPES ET TRADITION

L'activité du médecin a toujours été rétribuée, certes de façon variable selon les époques et les sociétés, mais le principe d'une rétribution n'a jamais été remis en cause, quelles qu'en fussent les modalités.

De tout temps, le MÉDECIN A DÉTENU UN POUVOIR provenant de ses connaissances réelles ou supposées, longtemps et parfois encore ésotériques, sur les maladies et sur les malades, sur les drogues et traitements dispensés, mais aussi des craintes que ce pouvoir pouvait inspirer.

C'est probablement pourquoi la profession a toujours été respectée, puisque crainte, par les pouvoirs en place. Les clercs comme les puissants ont souhaité se les attacher (Ambroise Paré, Gallien voire Nostradamus). Toutes les civilisations depuis la nuit des temps ont fait une place distinguée aux médecins. Souvent aussi ils furent parmi les lettrés et penseurs de leur époque (Averroès, Avicenne, Rabelais).

HIPPOCRATE DE COS (-460 –370 av. J.-C.) a donné sa noblesse à la profession.

- Tout au long d'une vie qui fut fort longue, il a beaucoup voyagé, étudié, soigné et rédigé de nombreux ouvrages et traités médicaux.
- Mais surtout, il a établi les règles fondamentales de la déontologie médicale humaniste laquelle a traversé les siècles et constitue l'objet du serment dit d'Hippocrate que chaque médecin en France, à l'aube de sa carrière, s'engage à respecter.
- Hippocrate a vécu de sa profession assez itinérante, et s'il fixe des règles comportementales, il ne remet nullement en cause le principe de la rétribution des services rendus, ce dont il a profité toute sa vie...

AU COURS DE L'HISTOIRE EUROPÉENNE, les médecins ont exercé leur activité et vécu de la maladie de leurs semblables quelles qu'aient pu varier, selon les époques et les pays, les modalités de leur rétribution, qui le plus souvent étaient librement fixées par les médecins eux-mêmes. Honoraires pour ceux qui pouvaient et parfois gracieusement pour d'autres. Toujours ont existé à la fois des médecins riches, soignant beaucoup de riches et des médecins pauvres, soignant beaucoup de pauvres.

Mais la déontologie hippocratique n'a pas toujours été la règle et de tout temps ont œuvré quelques personnes et continuent de le faire qui font grand commerce du soin de leurs semblables, authentiques médecins dévoyés ou non-médecins, mais tous uniquement soucieux de leur seule fortune.

LE MODE DE RÉTRIBUTION s'est profondément modifié par l'instauration en France de l'assurance maladie obligatoire multipliant à la fois le nombre des patients solvables et... celui des médecins, mais réglementant leurs relations pécuniaires. Deux modes d'exercice coexistent actuellement :

Le mode dit *libéral,* lointain héritier des pratiques traditionnelles où la rétribution reste majoritairement liée à l'acte pratiqué, l'autre salarié, pour l'essentiel lié aux responsabilités de santé publique notamment hospitalières. Ces deux modes d'exercice pouvant coexister dans le temps comme dans l'espace au sein de notre pays comme on le verra.

EXERCER LA MÉDECINE EN FRANCE

L'ACTE MÉDICAL est un *acte humanitaire* selon l'Association Médicale Mondiale dans son serment de Genève de 1948.

Affirmation codifiée dans le code de déontologie médicale *art 2 : le médecin* ***au service*** *de l'individu et de la santé publique* ***exerce sa mission*** *dans le respect de la vie humaine, de la personne et de sa dignité...*

Le médecin exerce donc *une mission* qui est certes *humanitaire* en ce sens qu'elle vise au bien de l'humanité. Toutefois, il ne s'adresse le plus souvent qu'à une personne: *le patient.*

Cette mission est néanmoins particulière, car elle n'est pas *désintéressée* : le médecin en exercice en tire habituellement sa subsistance et son rang social, sources possibles de conflit d'intérêt justifiant donc un code de déontologie.

LA PROFESSION MÉDICALE qu'ont voulu les nations de l'Union européenne est de haut niveau (doctorat), de longue durée d'études, 9 à 12 ans selon les spécialités et reconnue équivalente dans chacun des pays membres ce qui permet la libre circulation des praticiens au sein de l'Union, tout aussi bien que celle des patients.

LE DROIT D'EXERCER en France est soumis à des conditions.

L'exercice légal de la médecine

Le législateur a défini les conditions d'exercice de la profession de médecin régie par le code de la santé publique qui énonce en son article L 4111-1, que nul ne peut exercer la profession de médecin en France s'il ne remplit trois conditions cumulées requises :

- **De diplôme** de niveau doctorat, comportant 4 à 7 années de formation spécialisante au sein des hôpitaux et en partie chez les praticiens libéraux en fonction de la spécialité recherchée.
- **De nationalité**, certes restrictive, mais adaptable en fonction d'accords entre États.
- **D'inscription** à **l'Ordre des médecins** impliquant l'adhésion au code de déontologie médicale lui-même inscrit dans la loi.

L'exercice illégal de la médecine

Mais l'exercice de la médecine n'est aucunement défini par cet article L- 4111-1 lequel n'énumère en réalité que les conditions de l'habilitation à cet exercice. Pour le mieux préciser c'est à l'article L-4161-1 qu'il convient de se référer « en négatif » puisque toutes les situations d'exercice illégal y sont décrites et que donc, en l'état actuel de la législation, il n'en est pas d'autres possibles.

Cet article dispose que : ... *Toute personne qui prend part habituellement ou par direction suivie, même en présence d'un médecin, à l'établissement d'un diagnostic ou au traitement de maladies, congénitales ou acquises, réelles ou supposées, par actes personnels, consultations verbales ou écrites ou par tous autres procédés quel qu'ils soient, ou pratique l'un des actes professionnels prévus dans une nomenclature fixée par arrêté du ministre chargé de la santé pris après avis de l'Académie nationale de médecine sans être titulaire d'un diplôme, certificat ou autre titre mentionné à l'article L 4131-1 et exigé pour l'exercice de la profession de médecin...* Exerce illégalement la médecine.

L'habitude et la direction suivie ne nous arrêteront qu'un instant : il ne peut s'agir d'un acte isolé, c'est bien la répétition qui constitue le caractère illégal de l'exercice.

L'établissement d'un diagnostic : c'est identifier une maladie ou un syndrome pathologique en réunissant l'ensemble des symptômes cliniques et éventuellement des renseignements fournis par les imageries et la biologie.

Un traitement s'entend comme une *manière de conduire une maladie à l'effet soit de la guérir, soit de calmer les souffrances qu'elle cause (Littré*). C'est donc toutes les tentatives à effet thérapeutique escompté, depuis les plus sophistiquées jusqu'aux plus simples prescriptions hygiéniques ou diététiques.

Il n'est pas nécessaire que la maladie en cours de diagnostic ou de traitement existe vraiment : *qu'elle soit réelle ou supposée* peut tout aussi bien constituer le délit. Aucune notion de dommage ne saurait être ainsi prise en compte, mais seulement le caractère intentionnel de l'acte.

Enfin on notera que ce délit s'adresse à différentes catégories de personnes qui toutes ont en commun de contrevenir peu ou prou aux obligations de l'article sus-cité L- 4111-1 : Sont à l'évidence stigmatisées les personnes dépourvues de diplôme et de formation professionnelle, mais sont aussi convaincues du même délit, les personnes qui dérogeraient à une ou plusieurs des conditions exigées par cet article, fussent-ils médecins ou y prétendant.

Les conditions de l'exercice médical

Elles sont régies par la loi, le code de la santé publique et le code de déontologie médicale lui-même inscrit dans le code. **[6]**.

LES DROITS RECONNUS aux médecins sont énumérés par le code de la sécurité sociale en son article L 162-3 : *Dans l'intérêt des assurés sociaux et de la santé publique, le respect de la liberté d'exercice et de l'indépendance professionnelle et morale des médecins est assuré conformément aux principes déontologiques fondamentaux que sont le libre choix du médecin par le malade, la liberté de prescription du médecin, le secret professionnel, le paiement direct des honoraires par le malade, la liberté d'installation du médecin, sauf dispositions contraires en vigueur à la date de promulgation de la loi n° 71-525 du 3 juillet 1971.* On verra plus loin que l'épreuve du temps a remis en cause nombre de ces droits jusqu'alors reconnus.

LES DEVOIRS qu'on est en droit d'attendre du médecin sont ceux énumérés à l'article L 4121-2 CSP *...maintien des principes de moralité, de probité, de compétence et de dévouement indispensables à l'exercice de la médecine... et à l'observation des règles édictées par le code de déontologie.*

LA RESPONSABILITÉ **:** Le médecin quel que soit son mode d'exercice est responsable **[7]** : *l'exercice de la médecine est personnel ; chaque médecin est responsable de ses décisions et de ses actes.*

Depuis l'arrêt Mercier du 20 mai 1936, la responsabilité civile est une *obligation de moyen* sur une base contractuelle « *comportant, pour le praticien, l'engagement, sinon, bien évidemment, de guérir le malade, ce qui n'a d'ailleurs jamais été allégué, du moins de lui donner des soins, non pas quelconques ...mais consciencieux, attentifs et, réserves faites de circonstances exceptionnelles, conformes aux données acquises de la science »*.

Depuis la loi 2002-303, chaque praticien a l'obligation de souscrire une assurance responsabilité civile professionnelle.

Le médecin qui déroge à ses engagements déontologiques ou à ses obligations légales peut être amené à devoir en répondre devant ses pairs ou devant la justice.

L'ARGENT DES ÉTUDES DE MÉDECINE

LA FORMATION **MÉDICALE INITIALE EST coûteuse.**

C'est la COLLECTIVITÉ NATIONALE qui assume la charge de la formation initiale des étudiants en médecine de France, mais c'est aussi un effort de longue haleine de la part des étudiants en médecine.

L'accès aux études supérieures en France est gratuit pour les bacheliers à l'exception des frais d'inscription (et d'assurance), qui sont néanmoins croissants année après année. Il en va de même dans toutes les Facultés.

La charge ainsi supportée par les Centres hospitalo-universitaires (CHU) n'est pas négligeable. C'est une entreprise dont le terme diplômant ne permet d'exercer qu'au bout de 9 à 12 ans voire plus selon la spécialité choisie.

Mais on notera que, dès la quatrième année et jusqu'à la fin de sa formation l'étudiant va participer à l'activité de soin auprès des patients usagers, d'abord comme auditeur attentif, puis progressivement comme intervenant hospitalier dans le diagnostic, puis la thérapeutique sous surveillance, d'abord proche, puis progressivement déléguée et plus lointaine, cette activité justifiant une indemnisation.

LE CURSUS DES ÉTUDES DE MÉDECINE

Il s'établit selon trois cycles qu'on peut calquer sur le cursus L-M-D. (licence-master-doctorat) commun aux autres études supérieures *mais en plus long*. Chaque cycle est assorti d'un diplôme de fin de cycle.

Le premier cycle comporte trois années dont la première la **PACES** (première année commune aux études de santé), verrouille par une sélection opiniâtre, éliminant huit postulants sur dix sur des critères et selon des modalités très discutables, qui sont désormais remises en question. Suivent deux années d'acquisitions de notions générales dites fondamentales avec très peu d'accès aux services hospitaliers.

Le premier cycle est sanctionné par un diplôme de formation générale en science médicale (DFGSM) de niveau licence.

Le second cycle est celui de l'« *externat* » ou de l'étudiant hospitalier. L'étudiant du deuxième cycle soit de Bac + 4 à Bac + 6 **[8]** « *doit effectuer **36** mois de stage comportant au minimum **25** gardes.*

L'étudiant doit une présence hospitalière de 5 demi-journées par semaine en moyenne sur douze mois en dehors du service de garde.

« Au cours de ces gardes, l'étudiant s'initie progressivement à la conduite du diagnostic et des premiers éléments d'orientation et le cas échéant au traitement des patients, dans les situations d'urgence ».

La fin du second cycle amène à l'ECN (ex-internat), examen classant national, informatisé depuis 2016.Tous les étudiants ayant validé la sixième année peuvent être candidats. L'épreuve va permettre le choix pour chacune et chacun, à la fois, et de sa future spécialité, et de la Faculté de formation spécialisée.

A ce stade de niveau master, l'étudiant est titulaire du diplôme de formation approfondie en science médicale (DFASM).

Le troisième cycle est celui de l'*internat* celui où l'interne est à la fois un étudiant de niveau doctorant qui se forme dans sa spécialité (DES), mais en même temps un praticien exerçant sous contrôle au sein des hôpitaux et chez des praticiens habilités (maitres de stage des universités) et participant aux astreintes des soignants.

A ce stade, l'autonomie financière est acquise. Mais la charge de travail est souvent considérable pendant une durée de 3 à 5 ans selon les cursus de spécialisation.

Au terme de cette longue formation, les jeunes docteur(e)s en médecine, diplômé(e)s d'État, mais trentenaires ou presque, vont enfin pouvoir accéder au plein exercice de leur profession, chacun dans sa spécialité. (Tous les diplômés sont désormais spécialistes)

LE COUT DES ÉTUDES

Le coût moyen d'un étudiant en études supérieures est de l'ordre de **12. 000 € /an** pour les finances publiques.

C'est une question qui fait débat depuis quelque temps, tant dans le pays que chez les politiques. On s'interroge en effet sur ces études si longues (souvent + de 10 ans) et donc coûteuses que sont la Médecine et le nombre de diplômés par an : environ 8.000, *numerus clausus* oblige, alors qu'apparaissent un peu partout ces déserts *médicaux* ce qui suscite interrogations et propositions de toute part.

Le journal ***Le Monde*** du 24/02/16 faisait état d'un coût annuel par étudiant de **13.873 €** par an selon la DEPP du ministère de l'Éducation nationale pour l'année 2012. (Direction d'évaluation de la prospective et de la performance.) C'est à peu de choses près le coût moyen au sein de l'OCDE (**13.646 €**).

De son côté, ***Mediapart*** du 10/12/2016 concernant plus spécifiquement les étudiants en médecine, convenait qu'à l'Université, en 2013, la dépense moyenne était de **11.540 €** intégrant les dépenses de formation et de recherche. Mais qu'à l'Hôpital par contre les étudiants ne coûteraient rien, car *externes* ou *internes*, ils effectuent un travail reconnu et peu rémunéré eu égard aux compétences ; la rémunération des externes qui sont à mi-temps est inférieure au SMIC ; celle des internes, qui sont à plein temps, est inférieure à celle d'un médecin alors que les heures seraient largement supérieures au plafond des 48 heures hebdomadaires de l'OMS. Faire la part entre formation - réputée gratuite – et service rendu – indemnisable – paraît bien inconfortable !

CONTRAINTES SÉLECTIVES... INDEMNITÉS... COÛT

Les études de médecine sont ponctuées par deux sélections redoutées, l'une dès la fin de la première année, la PACES, l'autre à bac + 6, l'ECN.

La PACES [9]

La PACES (première année commune aux études de santé) est une année de sélection plus que de formation. Les enseignements pour la quasi-totalité ne sont que redites ou approfondissements de notions déjà abordées au lycée. C'est en réalité une année de propédeutique comme il en existait de 1948 à 1966, en préalable à l'entrée dans toutes les Facultés dont celle de médecine, le PCB, mais dont la conclusion n'est plus ici une mise à niveau, sanctionnée par un examen, mais un concours, hautement sélectif, avec des reçus collés priés d'aller voir ailleurs avec parfois d'excellentes notes !

C'est donc une année **coûteuse en gaspillage d'années d'étudiant :** seuls 20 % des candidats à l'un de ces quatre concours (médecine, odontologie, sage-femme et pharmacie) franchissent l'obstacle et poursuivent leurs études.

Pour Carole Burillon, doyen de la faculté de médecine et de maïeutique Lyon-Sud – Charles-Mérieux, "*Un tiers des étudiants sont admis après deux ans de PACES. Les reçus collés (30 % des effectifs) sont tous admis en L2 dans d'autres filières universitaires. Ceux qui ont une moyenne inférieure à 6/20 (8 %) sont réorientés en fin de premier semestre et bénéficient d'un semestre de réorientation. Certes, 40 % n'ont rien au bout de deux ans. Mais en droit, on compte 80 % de réussite en L1, 70 % en L2, 60 % en L3 : est-ce mieux ? Il s'agit plutôt d'un gâchis moral – il est difficile de se remettre de l'échec – et financier."*

C'est aussi UNE ANNÉE ONÉREUSE POUR L'UNIVERSITÉ : A Paris, Frédéric Dardel, le président de l'université Paris-Descartes, évalue le coût d'un étudiant de PACES à **2.500€** pour une seule année. Mais la grande majorité redouble. La plupart du temps, les universités ont du mal à évaluer la facture et se calent sur le coût moyen d'un étudiant de première année de licence.

A Lyon "*Dans notre établissement, la L1 revient à 3.687 euros par élève. À Lyon-Sud, nous avons 1.300 jeunes en PACES. La première année de santé entraîne un surcoût, car les cours nécessitent de grands amphis en visioconférence*", évoque Karim M'Barek, directeur administratif de la faculté de médecine et de maïeutique Lyon-Sud – Charles-Mérieux.

A Grenoble : même constat à la Faculté de médecine de Grenoble, qui a opté, depuis 2006, pour la pédagogie inversée. "*Même s'il y a moins de présentiel, on ne fait néanmoins pas d'économies, car les enseignants passent du temps pour préparer les cours en ligne, les séances de questions-réponses, etc. De plus, il faut des ingénieurs pour faire tourner le site en ligne*", estime Jean-Philippe Vuillez, vice-doyen formation de la faculté de médecine de Grenoble.

L'organisation des épreuves est aussi très couteuse

Faire passer des épreuves sur plusieurs jours à des centaines de candidats dans des conditions d'égalité parfaite revient très cher. Organisé à Villepinte, le concours de Paris-Descartes coûte la somme exorbitante de **500.000 €** à l'Université.

À Lyon-Sud, la facture s'élève à **55.000 €**. "*Soit un huitième des dotations pédagogiques de l'UFR",* estime Karim M'Barek.

À Grenoble, il faut compter une centaine de milliers d'euros. *"En janvier et en mai, il faut louer le Palais des sports pour cinq jours pour caser 1.600 tables et chaises. Il faut également payer six surveillants par bloc de tables et nous comptons 14 blocs. La pédagogie revient peu cher à côté…*", calcule Jean-Philippe Vuillez.

Certains CHU ont souhaité améliorer les conditions de réorientation des étudiants après un échec en PACES et diversifier le profil des futurs médecins, chirurgiens-dentistes, pharmaciens et sages-femmes en créant de nouveaux modes d'entrée en deuxième ou troisième année d'études.

Dans ces cas, le recrutement s'effectue sur la base d'un dossier de candidature puis, en cas d'admissibilité, d'un ou plusieurs entretiens de motivation. 4 projets retenus concernent 7 universités : Angers, Paris 5, Paris 7, Paris 13, Rouen, Saint-Étienne et Strasbourg**.** Des expérimentations qui s'achèveront à la fin de l'année universitaire 2019-2020.

À l'Université d'Angers, **c**'est le seul projet où la PACES est supprimée. Elle est remplacée par un parcours pluridisciplinaire dit "pluriPASS" organisé à partir de l'année universitaire 2015-2016 qui met fin aux coûteux redoublements**.** Les étudiants intègrent une filière santé après le deuxième ou le troisième trimestre ou s'orientent progressivement dans une autre voie, sans retourner en L1.

En supprimant la PACES et son concours au profit de l'expérimentation du parcours PluriPASS, l'université d'Angers a-t-elle trouvé la recette miracle ? *Sur un numerus clausus de 300 toutes filières confondues, 200 étudiants faisaient deux PACES. PluriPASS va donc nous permettre de réaliser « **une économie de 200 années d'étudiants** » tous les ans. Soit 1,4 million d'euros*, indique Isabelle Richard, doyen de la faculté de médecine d'Angers. A cela s'ajoute l'économie sur la gestion des locaux pour le concours (**40.000 € par an**).

Côté dépenses, il faut toutefois compter les postes d'enseignants et d'enseignants-chercheurs affectés à l'expérimentation (8 pour le moment, 12 in fine) et le coût de l'ingénierie pédagogique. Conclusion : *PluriPASS coûte un peu plus par étudiant et par année que la PACES, mais le coût d'un diplômé en cinq ans revient moins cher*, selon Isabelle Richard.

Un calcul suffisant pour généraliser ce type d'alternative à la PACES ? Si la question n'est pas tranchée, le temps presse. Les effectifs étudiants vont progresser dans les années à venir selon les projections ministérielles, et la PACES est toujours plus attractive. Un afflux et un surcoût potentiel à anticiper.

Les études sont un coût aussi pour les étudiants

Les études de médecine ne sont pas gratuites. Loin de là. La première édition de l'indicateur du coût de la rentrée de l'Association nationale des étudiants en médecine de France **[10]** a estimé les dépenses à **5 749 €** pour la première année de médecine (PACES) et à 4 **026 €** pour les étudiants en troisième année. Un coût élevé qui engendre une inégalité entre les étudiants les plus aisés et ceux originaires de familles précaires, entre les Parisiens ou provinciaux logés chez leurs parents et ceux devant louer (baisse des APL en 2017).

Le poids des prépas privées

Pour un jeune bachelier intégrant la PACES en Ile-de-France, le coût de la rentrée avoisine les **6 000 €,** contre **4 489 €** en province. Cet écart est essentiellement lié aux coûts des classes préparatoires privées devenues quasi indispensables aux étudiants. Le concours d'entrée en 2e année de médecine est, en effet, très difficile, à peine **17 %** des carabins sont sélectionnés à l'issue du concours. Pour réussir, ils sont donc prêts à faire appel à ces structures qui organisent des concours blancs, des cours actualisés et des annales corrigées.

Mais, de fait, tous les étudiants ne peuvent pas se permettre ces cours. *L'inscription à l'une de ces prépas privées représente en moyenne 25 fois le montant des frais d'inscription à l'université à Paris pour les non-boursiers, et 18 fois dans les autres régions,* dénonce l'ANEMF.

Vers la suppression du *numerus clausus*

Il apparaît qu'il sera supprimé dès la rentrée 2020. Pour autant, notre pays n'arrive pas à résoudre le problème de formation des médecins dont il a besoin. Il s'avère ainsi qu'en 2016 un médecin sur quatre exerçant en France est diplômé de l'étranger. On ne peut présentement et pour encore des années se passer d'eux. La France est devenue un pays d'immigration obligée pour son personnel de santé. Elle compte sur les diplômes formés ailleurs pour mailler son territoire, tant dans les hôpitaux, qui ne pourraient fonctionner sans eux, que dans la médecine privée où toutes les spécialités, médecine générale au premier chef, sont en insuffisante densité dans de nombreux bassins de vie.

Voilà qui pose problème à la fois sur le plan éthique et financier.

Sur le plan éthique

Le recrutement de médecins formés à l'étranger, on l'a vu, provient à la fois des diplômés de l'UE qui va presque de soi pour les pays frontaliers de la France. Le niveau de revenu de l'exercice médical est variable selon les pays de L'UE et en gros il décroit avec la latitude comme avec la longitude vers l'est.

Parmi d'autres pays plus lointains, la Roumanie plus francophone se distingue par un fort nombre de diplômés de ce pays exerçant en France. De plus, elle a mis en route une formation en français coûteuse, qui attire des étudiants éliminés de la PACES qui pourront à terme venir s'installer en France ce que n'auront pas pu s'offrir les autres éliminés de la PACES.

Enfin, les nombreux diplômés hors UE formés le plus souvent dans les facultés francophones de l'Afrique ou du Proche Orient et venant exercer en France privent leur pays d'origine des cadres qu'ils avaient formés pour leurs populations en grand besoin.

Sur le plan financier

Il va sans dire que la suppression du numérus clausus n'ira pas vers une diminution du nombre de carabins admis, mais plutôt vers une augmentation progressive pour pallier les manques dans de nombreuses régions. La formation des étudiants va demeurer coûteuse pour les Facultés de médecine et les CHU. Les processus de qualification des candidats seront plus personnalisés et il semble que les entrées en médecine pourront s'élargir au long du cursus. Le nombre des formateurs va devoir lui aussi s'accroître ainsi que les niveaux des indemnités notamment pour ce qui concerne la médecine générale, les maitres de stage et les enseignants.

Le coût « étudiant » engendré par les éliminés de la PACES serait amélioré par des formations de master pour accueillir les éliminés de l'entrée en médecine-pharmacie-maïeutique-odontologie.

L'ECN ou la pression des concours

L'examen classant national se propose à Bac + 6 de permettre à chaque étudiant(e) en médecine, en fonction de son rang de classement de choisir l'internat de la spécialité qu'elle ou il convoite, et en même temps la Faculté de médecine où le DES de spécialité sera effectué.

Cette épreuve n'est pas sans poser questions tant sur la forme, informatisée depuis 2016 avec quelques déboires, que sur son bien-fondé.

La situation de jadis

Avant 1968 existait un cursus de base qui formait en six ans après propédeutique un médecin susceptible dès lors d'exercer la médecine générale ; pour les spécialités, deux voies d'accès étaient praticables :

La voie du plus grand nombre permettait aux étudiants ayant validé leur cursus de base d'accéder aux spécialités par le biais des CES (certificats d'études spécialisées) impliquant une formation théorique et pratique au sein des hôpitaux, de durée variable en fonction de chaque spécialité et sanctionnée par un diplôme qualifiant entériné par la profession. Cette voie demeurait praticable à tout moment de la carrière professionnelle.

La voie réputée d'excellence par choix de l'étudiant de préparer les concours hospitaliers, externat puis internat parallèlement aux études à la Faculté de médecine avec qualification par équivalence de la spécialité en fin d'internat par la profession.

Désormais, on a **souhaité uniformiser les formations** : *tous internes et tous spécialistes*, car la médecine générale entre temps est devenue une spécialité, et tous classés sur le plan national et qualifiés non plus par la profession, mais par l'Université.

Une des conséquences c'est, alors qu'antérieurement le médecin nanti de son CES pouvait exercer cette spécialité, à temps complet et être qualifié spécialiste, ou à temps partiel et être dénommé « compétent » exerçant aussi la médecine générale concurremment, désormais tout diplômé est spécialiste exclusif et ne peut aisément s'en extraire.

Aujourd'hui, l'ECN est une épreuve très spécifique d'entrée dans le 3e cycle, dont tous les participants sont classés et quasiment tous reçus.

Mais c'est un concours redouté, car du classement national va dépendre à la fois le choix d'une spécialité convoitée ou d'une autre subie, mais aussi celui de la Faculté française où sera effectuée cette formation.

C'est aussi une épreuve difficile et coûteuse à organiser, informatisée depuis 2016 et pourtant non exempte de péripéties.

Enfin pour les candidats elle revêt une telle importance pour leur avenir qu'elle commence à être *bachotée* dès le début du deuxième cycle au détriment, dénoncé par les enseignants, des formations en cours.

Reste aux candidats non satisfaits de leur choix de refuser de choisir et de se représenter une seconde fois l'an d'après.

Au bout du compte, il existe un nombre non négligeable de mécontents. Certes, le droit au remord a été pris en compte pour l'étudiant qui s'est trompé de spécialité et s'en rend compte dès son premier semestre, mais ce problème demeure pour les nombreux candidats amenés du seul fait de leur classement à postuler dans une spécialité autre que celle envisagée au départ et particulièrement aux plus nombreux d'entre eux les médecins « généralistes malgré eux. »

Demain

La réflexion porte aujourd'hui sur une réforme profonde de cette sélection qualifiante tant dans sa forme, tout ou rien, que dans la recherche de la population idoine à chaque spécialité.

L'ARGENT DES ÉTUDIANTS

Une inégalité est retrouvée également en 3e année de médecine. A ce stade du cursus, les étudiants se préparent déjà aux épreuves classantes nationales (ECN) qu'ils passeront 3 ans plus tard. L'aide à la préparation aux examens coûte environ **2 260 €** en Ile-de-France et **1 526 €** en région. Pour tous ces étudiants s'ajoutent entre **930 et 1 100 €** de frais de vie courante comme le loyer, le forfait téléphone et les transports. *Ces différents enjeux mettent en lumière l'importance parfois négligée du facteur social pour la réussite des études supérieures. L'ANEMF ne manquera pas d'intégrer ces considérations dans sa grande concertation nationale sur le second cycle des études de médecine,* commente l'organisation.

Doivent être rappelés, l'existence des bourses, de l'APL et les engagements de la sécurité sociale accessibles par le PAPS (portail d'accompagnement des professionnels de santé). Les bourses sur critères sociaux qui peuvent aller de **1000 à 6000 €/an** cumulables avec une bourse d'aide au mérite de **1800 € /an**. Les APL (aide personnalisée au logement) pouvant aller de **40 à 200** €/mois sur 8 mois.

Les aides spécifiques aux étudiants en médecine : accessibles dans chaque ARS.

Contrats d'engagement de service public (CESP) qui peuvent commencer soit dès la deuxième année de médecine d'une valeur de 1200 € mois jusqu'au diplôme et ainsi financer les études, soit lors du choix d'internat sur une liste ciblant les spécialités et régions en difficulté.

Indemnités de transport pour les stages d'internes suivis hors CHU de 130 €.

Primes de responsabilité pour les stages d'interne autonomes en soins primaires ambulatoires (SASPA).

Enfin selon les régions des aides locales pour les étudiants

L'ARGENT DES EXTERNES

Il faut néanmoins savoir que les étudiants du second cycle de médecine effectuent des stages hospitaliers pour lesquels ils sont rémunérés certes modestement comme on le notera ci-dessous.

Grille indiciaire hospitalière des étudiants
(à la date du 11/11/2017). Site emploi des collectivités territoriales

	Échelon	Durée Salaire brut (mensuel)
1/	1 an	**129,60 €**
2/	1 an	**251,40 €**
3/	1 an	**280,89 €**

A titre comparatif, les étudiants de polytechnique reçoivent des émoluments mensuels avoisinant **1150 €** se départageant en solde **478,32**, indemnité pour frais **413,91** auxquels il convient d'ajouter l'APL que les élèves touchent de **280 €** sans que pour autant ils aient une activité génératrice de recettes comme les carabins. Il est vrai qu'ils s'engagent à servir l'État pendant dix ans. (Arrêté du 2 mars 2017).

Même obligation de service pour les énarques qui reçoivent, eux un salaire allant de **1399 €** brut à **2144 €** selon l'ancienneté à l'école. (Source JDN- point d'indice 2014).

Il est vrai que les carabins n'ont pas cette obligation de service, mais leur véritable revenu professionnel n'intervient que 5 ans plus tard en moyenne que les précités.

L'ARGENT DES INTERNES

Quand aux internes, doctorants de troisième cycle, ils sont rémunérés pendant la durée de leur internat laquelle varie en fonction des spécialités. A la différence des doctorants des autres Facultés dont la thèse ne profite qu'à eux-mêmes et à leur service, les internes en même temps qu'ils se perfectionnent rendent d'immédiats services à la collectivité lesquels sont source de recettes pour les hôpitaux et justifient leur salaire.

REMUNERATION DES INTERNES ET DES RESIDENTS EN MEDECINE,

DES INTERNES EN PHARMACIE ET DES INTERNES EN ODONTOLOGIE
Articles R. 6153-1 à R. 6153-45 du code de la santé publique

Arrêté du 15 juin 2016 relatif aux émoluments, rémunérations ou indemnités des personnels médicaux, pharmaceutiques et odontologiques exerçant leurs fonctions à temps plein ou à temps partiel dans les établissements publics de santé

NOR: AFSH1616699A

Version consolidée au 20 mars 2017

PERSONNELS CONCERNES	Montants au 1er juillet 2016 (en euros)
I - Montants bruts annuels de la rémunération : .des internes en médecine, des internes en pharmacie et des internes en odontologie .des résidents en médecine	
internes de 5e année	25 500,55
internes de 4e année	25 500,55
internes et résidents de 3e année	25 500,55
internes et résidents de 2e année	18 383,46
internes et résidents de 1re année	16 605,13
Montant brut mensuel de l'indemnité de sujétions particulières allouée :	
.aux internes et résidents pour les 1er, 2e, 3e et 4e semestres	432,58
. Aux FFI	432,58
II - Emoluments forfaitaires alloués aux étudiants faisant fonction d'interne (montant brut annuel)	15 196,51
III - Montant brut annuel de la rémunération des étudiants effectuant une année de recherche	24 182,74
IV - Montants bruts annuels des indemnités compensatrices d'avantages en nature pour les internes et les résidents en en médecine et les étudiants en médecine et pharmacie désignées pour occuper provisoirement un poste d'interne:	
.Majoration pour ceux qui sont non logés et non nourris	1 004,61
.Majoration pour ceux qui sont non logés mais nourris	334,32
.Majoration pour ceux qui sont non nourris mais logés	670,29
V - Montant brut annuel de la prime de responsabilité	
internes en médecine de 5e année	4 044,12
internes en médecine et en pharmacie de 4e année	2 038,27

L'internat est une période essentielle dans la vie du carabin. D'une durée de trois à cinq ans en fonction de la spécialité choisie. C'est le moment où sa vie change de sens.

Cet apprenti(e) prolongé(e) rompu(e) aux sélections, aux dossiers virtuels sur écran et autres travaux sur mannequins va rencontrer enfin les vrais malades en situation d'écoute et de responsabilité diagnostique puis thérapeutique et acquérir une compétence.

Les internes sont très sollicités ; outre qu'ils doivent assurer leur formation théorique dans leur spécialité, pouvant impliquer des déplacements en inter région, et faire face aux contrôles, ils participent au fonctionnement des services de façon active et progressivement responsable, et notamment assurent la garde interne de leurs services, mais aussi l'accueil des urgences de porte, nuit et jour, des établissements publics de santé. Les internes demeurent la cheville ouvrière assurant le quotidien des hôpitaux et sans lesquels ceux-ci seraient très perturbés.

C'est une période de travail intense avec des semaines dépassant régulièrement les 48 heures hebdomadaires de travail, plafond fixé par l'OMS, et concernant progressivement une majorité de femmes à l'âge où se fondent les familles. Car c'est aussi l'âge des prises de responsabilités sociales, voire conjugales et celui où l'on va s'intégrer dans un environnement de vie.

C'est la découverte au plus près des misères de la maladie, des injustices de la mort, des indignités de la vieillesse et des problèmes sociaux qui vont aussi retentir sur l'interne et y laisser une empreinte. En même temps que l'apprentissage de la déontologie va aussi contribuer à sa formation.

C'est là enfin que chacune ou chacun va se déterminer sur son projet professionnel et personnel et envisager la proximité souhaitée de son implication future dans le soin des patients.

AU TERME DE CE PARCOURS, L'INTERNE EST DOCTEUR(E) EN MÉDECINE ET SPÉCIALISTE QUALIFIE(E).

Toutefois si dans la plupart des spécialités la qualification est acquise, certaines, notamment chirurgicales exigent une à trois années supplémentaires comme chef de clinique ou assistant des hôpitaux.

Le **doctorat en médecine** est un titre universitaire appartenant au lauréat lequel peut s'en prévaloir. C'est aussi un diplôme d'État auquel est désormais attribuée une spécialité définie. Il n'impose aucunement l'obligation d'exercer la profession. Des opportunités professionnelles de plus en plus nombreuses sont offertes ailleurs pour ceux ou celles nantis de leur diplôme et non convaincus par le soin.

En revanche, désormais le diplômé a l'obligation d'entretenir ses compétences pour continuer à pratiquer tout au long de son exercice professionnel. Il est astreint au DPC (développement professionnel continu) contrôlé par la profession.

CE JEUNE MÉDECIN EST UNE PERSONNE SINGULIÈRE.

- Singulière **par son âge** d'abord, on ne s'installe plus à 25 ans depuis longtemps, on accède aux réelles responsabilités à **Bac + 10** en moyenne soit en deux fois plus de temps que la moyenne des études supérieures diplômantes telles que les grandes écoles et les masters. Seuls les doctorants chercheurs s'en rapprochent, mais ils sont eux déjà intégrés dans l'exercice de leur discipline.
- Singulière parce que plus d'une fois sur deux désormais, il **s'agit d'une femme trentenaire** qui a souvent fondé une famille dans sa ville de formation et son conjoint y est déjà intégré dans la vie active ce qui peut figer les mobilités.

– Singulière enfin parce que cette personne hyper sélectionnée, compétente et relativement âgée, qui est déjà salariée depuis trois à cinq ans au CHU comme interne est en fait **apprentie ès profession libérale** alors que déjà rompue à la feuille de paie.

C'est l'heure des choix d'exercice.

Après le premier choix, celui d'entrer en médecine, puis le second de spécialisation, va s'orienter enfin la carrière professionnelle pour plus de trente ans.

UN PREMIER CHOIX : Soigner des malades ou rester à distance

L'empathie et l'écoute des patients sont deux qualités inégalement réparties chez les étudiants en médecine et souvent éléments déterminants dans les choix d'exercice. **[11]**

Rappel de la notion « du conflit intérieur » selon le Dr Winckler-Zaffran [12]

En médecine, et chez chaque médecin, le « conflit intérieur » débute très tôt. Avant même qu'il ait commencé sa médecine. Car l'intérêt qu'on peut avoir pour la médecine est, d'emblée, conflictuel. Pourquoi veut-on devenir médecin ? Pour quel type de raisons personnelles, familiales, sociales, conscientes ou inconscientes ? Il serait hypocrite ou naïf de prétendre que tous les étudiants en médecine veulent devenir médecins pour soigner les autres...

Selon l'auteur, à côté de la motivation "officielle" (vocation) il existe une motivation cachée (mobile) fonction de l'origine socioculturelle, du genre, de la manière de concevoir le soin, de sa propre spiritualité. (Peut-être source de plus ou moins d'empathie.) C'est selon l'auteur un *conflit d'intérêt précoce.*

Le choix de la spécialité déjà subie ou choisie constitue une indication pertinente sur l'attirance ou non vers le soin quotidien des patients.

Certaines n'ont guère de rapport avec les patients : les médecins chercheurs de laboratoires publics ou privés à la limite de l'exercice médical quotidien ; les pathologistes, légistes, experts...

Les biologistes, les imagiers, radiologistes, angéiologues, électromyographistes, échographistes dont l'acte habituel est la fourniture de documents et dont la responsabilité personnelle est celle d'un compte rendu d'examen éventuellement assorti des informations légitimes, mais souvent sans décision directe sur les soins aux patients.

D'autres non traitants restent à distance, ne prenant pas en charge les malades même si l'écoute demeure importante dans leurs fonctions : médecins du travail, médecins scolaires, médecins de contrôle, médecins-conseils, experts...

Certains autres auront une relation parfois très intense sur un court temps, mais non pérenne avec le patient : c'est le cas des réanimateurs, urgentistes médicaux ou chirurgicaux, opérationnels divers, et bientôt la télémédecine c'est souvent là où informer et faire consentir est particulièrement important.

Toutes ces situations se déroulent assez fréquemment sans que le patient ait choisi tel ou tel.

Tel n'est pas le cas des cliniciens qui sont les véritables traitants, ils doivent avoir une relation proche et suivie avec les patients : pédiatres, psychiatres, accoucheurs, chirurgiens, gériatres et tout particulièrement les médecins généralistes lesquels sont le plus souvent choisis par le patient comme leur médecin traitant dans le parcours de soin.

UN SECOND CHOIX : Exercer en libéral ou rester salarié(e)

En France, le jeune médecin diplômé a le choix puisque coexistent deux modes d'exercice de la médecine qui sont rétribués spécifiquement et sont originaux comparativement à nos voisins allemands ou britanniques. D'une part, l'exercice traditionnel dit « libéral » et d'autre part l'exercice salarié qui peuvent du reste s'exercer chacun à temps complet ou partiel et concurremment.

Le salariat est de plus en plus prisé : au 1/01/2017 sur **215 941** médecins en exercice on notait : Un salariat devenu majoritaire, **91 851** contre **84 738** soit **+10 % en 10 ans** dont 66 % à l'hôpital. La majorité des médecins est désormais salariée et la tendance s'affirme comme on l'a vu. **[13]**

Les spécialistes augmentent plus que les généralistes : **84 862** en hausse de **7,2 %** en dix ans versus **88 137 - 9,1 %** sur dix ans. Une féminisation qui se confirme 47 % contre 38 % en 2007.

Là encore, la spécialité va guider l'orientation.

Certaines ne se conçoivent guère qu'en exercice salarié, on peut citer : maladies infectieuses et tropicales, médecine intensive et réanimation, médecine nucléaire, génétique, Santé publique, médecine du travail...

Pour d'autres, le choix ne va pas de soi. En l'état, si l'on est attiré par un revenu plus important, c'est bien souvent l'exercice privé qui sera choisi plus encore le secteur

II si accessible (quasiment tous les qualifiés susceptibles de l'obtenir le revendiquent). Si par compte, est recherchée une activité plus calibrée dans le rythme des salariats sera alors sollicité un exercice statutaire ou contractuel.

Le choix hospitalier ou hospitalo-universitaire est salarié, mais comporte des obligations et des astreintes variables selon les spécialités parfois très contraignantes eu égard aux manques d'effectifs.

Demeure enfin le choix de la médecine générale en clientèle moins prisée actuellement et tellement nécessaire

Réflexions sur le non-choix de l'installation du médecin généraliste en libéral

Rappel historique

Cette désaffection ne date pas d'hier puisque depuis une génération parfaitement identifiée tant sur l'inégalité géographique **[14]**), que sur la désaffection progressive de l'exercice privé **[15]** par les jeunes diplômé(e)s.

Elle s'est renforcée du fait de l'organisation actuelle des études de médecine : DES qualifiant, course au secteur II, MG devenue spécialité et rallongée de deux ans, mais sans accès au secteur II. Ainsi le choix des ECN montre que la MG est la seule spécialité dont tous les postes ne sont jamais pourvus, année après année **[16]**.

Les jeunes généralistes qui sont désormais à plus de 50 % des femmes ne se tournent pas très volontiers vers l'exercice privé, mais plutôt vers le salariat. Et les libéraux "subis" s'organisent volontiers un exercice qui s'éloigne du médecin de premier recours par des modes d'exercice particuliers. (MEP)

Les raisons de ce non-choix sont bien identifiées :

La longueur des études : En deux générations, la durée des études de médecine a pratiquement doublé : les médecins de jadis étaient des hommes célibataires de 25 ans. Il n'en est plus de même, aujourd'hui, il s'agit de trentenaires et le plus souvent de femmes, souvent en couple et mères de famille ce qui rigidifie les mobilités à l'installation.

L'accoutumance au salariat : depuis l'externat et durant tout l'internat, l'étudiant(e) est accoutumé(e) au salaire, les postes salariés seront donc recherchés d'autant que l'activité y est basée sur les trente-cinq heures ce qui n'est pas la moyenne d'activité des libéraux tant s'en faut.

La recherche de liens structurels est manifeste, revendiquée. D'où l'intérêt dont jouissent les maisons médicales. Partager l'exercice, c'est aussi partager la responsabilité même si elle reste personnelle, c'est surtout pouvoir à plusieurs limiter l'emprise temporelle de l'exercice.

Redouter la proximité de la relation avec les patients : patients impatients ou revendicatifs, stress portant sur les décisions, formation jamais terminée...

Le sort en est jeté quand malgré tout la décision est prise d'exercer en libéral.

Le listing de l'installation en libéral

- 1. L'Inscription au Conseil départemental de l'Ordre des médecins (CD) est le premier geste engageant dans l'exercice devant la présentation de l'original du diplôme et permettant de s'inscrire sur le RPPS (registre des professionnels de santé) et obtenir la carte CPS (carte de professionnel de santé) pour télétransmettre avec la CPAM et se connecter à l'espace pro Ameli.
- 2. L'inscription à la CPAM permettant de choisir son secteur conventionnel, secteur 1, le plus souvent pour les généralistes et éventuellement s'inscrire au risque accident du travail (qui n'est pas obligatoire).
- 3. Inscription à l'URSSAF pour obtenir son numéro SIRET.

- 4. Inscription à la CARMF (caisse autonome de retraite des médecins de France).
- 5. Contracter une assurance obligatoire de RCP (responsabilité civile professionnelle) ainsi que facultative, une assurance prévoyance.
- 6. Définir son mode d'exercice par contrats déposés auprès du CD : Exercice solitaire, collaborateur libéral, associé dans une SCM, SCI, SEL, SCP. Et donc les investissements du cabinet.
- 7. Restent les problèmes techniques et leur coût. Achats de matériels ; ordinateur, imprimante, lecteur carte vitale et carte bleue, logiciel métier, le compte bancaire, le téléphone.
  Selon les règles ordinales, l'ordonnancier, les tampons, la plaque, la salle d'attente, le recueil des déchets, l'inscription dans les pages de l'annuaire.
  Le médecin est enfin susceptible d'exercer dans le cadre réglementaire de la loi et de la convention.

L'INSCRIPTION DU MÉDECIN SALARIE sera beaucoup plus simple et rapide se limitant à l'inscription au conseil de l'Ordre, et au dépôt de son contrat de travail. Bien entendu sans presque aucun investissement.

UNE JOURNÉE DE MÉDECIN TRAITANT LIBÉRAL : est une journée bien remplie.

Faite d'une succession de patients pendant une dizaine d'heures avec pour chacun une attention de tous les instants

Car dans le cabinet de consultation : il y a désormais plusieurs personnes représentées : **le colloque singulier est devenu pluriel.**

- Le 3e personnage c'est l'**ordinateur** dans le cabinet, nécessaire à la tenue du dossier, à l'impression de la prescription, du courrier éventuel et à la télé transcription vers la CPAM.
- Le 4e personnage est un fantôme : **le juriste**. Le médecin, responsable doit se protéger : faire savoir qu'il informe, qu'il a recueilli un consentement éclairé, qu'il a prescrit les examens adéquats, sollicité les consultants idoines, qu'il a répondu à une demande avec pertinence et déontologie...
- Le 5e personnage est un **chronomètre** qui tâche de faire en sorte que la durée de consultation soit équilibrée afin que tous les patients soient reçus dans la journée et que le médecin y survive.
- Sans parler du **comptable** des honoraires !

ET PUIS LA JOURNÉE FINIE, TOUT N'EST PAS RÉGLÉ. Écoutons une généraliste installée en ruralité :

« Je termine la consultation aux alentours de 20H30 - 21 heures et j'ai hâte de rentrer à mon domicile, ***mais il faut au préalable au cabinet :***

- *Effectuer la télétransmission des cartes vitales.*
- *Effectuer les demandes de prise en charge en ALD ou à renouveler : noter les pathologies avec leur date de début ; il faut du temps pour compléter les dossiers complexes. La procédure est longue, car il faut se connecter et se déconnecter pour chacun des patients. Procédure à effectuer au cabinet, car il faut la connexion avec la carte CPS.*
- *Éditer les ordonnances que les patients nous ont réclamées tout au long de la journée, ainsi que les absences scolaires, les arrêts de travail...*
- *Désinfecter et ranger son matériel d'examen*
- *Veiller au renouvellement des consommables.*

Enfin, je peux rentrer : toutes les émissions sont en cours...

Le repas est rapide, car il faut reconnecter le portable pour :

- *Effectuer la comptabilité*
- *Récupérer les résultats biologiques et courriers sur Apicrypt et les basculer dans les dossiers patients.*
- *Lire les mails*
- *Mettre au point l'agenda de demain*
- *Lire le courrier de la poste*
- *Vérifier un à un les autres résultats de biologie qui n'étaient pas sur Apicrypt*
- *Remplir les dossiers d'EHPAD, MDPH, assurances, que les patients nous ont obligeamment déposés.*
- *Envoyer sur Chorus Pro les actes demandés par la gendarmerie : il faut découvrir seule les évolutions de ce site.*
- *Lire les articles médicaux transmis par la CPAM, les journaux médicaux, les laboratoires pour prendre connaissance des recommandations.*
- *Répondre aux courriers des médecins-conseils, de l'Adeca.*

Ce n'est peut-être pas complet, mais reflète les corvées du soir d'un généraliste. »

On peut comprendre que ce type d'exercice ne soit pas celui rêvé par nos jeunes diplômé(e)s qui implique une disponibilité hors du commun particulièrement en zone difficile ou lointaine et que soit privilégié un salariat basé sur 35 heures et le moins d'astreintes possibles, surtout des jeunes femmes dont la profession doit laisser aussi sa place à la personne et à sa famille.

Quelques réflexions sur l'exercice du médecin généraliste

Les besoins sont avérés : il résulte du fait qu'en 2 générations la durée d'études a doublé :

- Ainsi il y a un déficit d'heures/ médecin dans une carrière passée de **40 ans** (de 25 à 65 ans) versus **33 ans** aujourd'hui (de 32 ans, âge moyen d'installation à 65 ans) soit un déficit de 7 années de carrière qui n'a pas été compensé par un accroissement anticipé du recrutement.
- Si l'on prend en compte le souhait majoritaire du salariat, il faut assumer qu'entre la semaine de 35 heures et celle de 50 heures au moins actuellement fournie par les généralistes libéraux il conviendrait d'accroitre les effectifs de moitié, soit 40 à 50 % ce qui non plus n'a pas été anticipé.

Par ailleurs, il est répété à chaque choix d'ECN, année après année, qu'un nombre important de postes d'internes en médecine générale ne sont pas pourvus.

Le nombre de généralistes va encore diminuer pendant quelques années jusqu'en 2025 **[17]**, mais sans que pour autant les jeunes aient une furieuse envie d'exercer en libéral.

Si l'on tire les conséquences du choix salarial prioritaire à portée de tout un chacun, il faudra pour suivre cette tendance pourvoir à la création de multiples sites médicaux où des généralistes puissent exercer avec le statut salarié.

Ce qui induit obligatoirement des employeurs de médecins dont les statuts restent à préciser, publics, associatifs ou privés, lucratifs ou non, avec des personnels administratifs d'accompagnement et surtout un accroissement considérable du nombre de médecins (numerus clausus ?) pour accompagner les trente-cinq heures hebdomadaires versus les heures des libéraux actuels et bien entendu une redoutable négociation salariale eu égard à ceux des médecins non soignants et à ceux des hospitaliers.

A charge des ARS, *le maillage du territoire* pertinent pour mettre à portée des patients des structures d'accueil suffisantes. Se posera alors le problème de la liberté d'installation et de ses modalités. De même alors, les rapports avec les cabinets libéraux existants et leur devenir. Sans compter le retentissement sur les autres spécialités, car le salariat médical déjà majoritaire serait en tel nombre que l'exercice libéral deviendrait presque confidentiel et les accords conventionnels seraient alors remis en question.

Une telle solution paraît peu envisageable dans l'état actuel des comptabilités publiques, d'autant moins dans le contexte libéral actuel.

Reste que l'incitation à l'exercice libéral puisse être plus encore encouragée parallèlement à la création de ces centres médicaux pluri ou mono disciplinaires et que soient incités les jeunes à y investir en échange d'une sécurité à l'investissement, d'une décharge administrative, d'un revenu suffisant sans qu'il faille enchainer les heures... surmenantes. Resteront alors les problèmes déjà évoqués du nombre de médecins et des statuts des collaborateurs.

L'ARGENT DES MÉDECINS

1. ORIGINES DES REVENUS MÉDICAUX

Le médecin spécialiste diplômé peut choisir son mode d'exercice, on l'a vu, entre l'exercice libéral ou l'exercice salarié, mais aussi, et l'un et l'autre.

D'autres revenus peuvent aussi venir se cumuler avec ces exercices. Il existe en effet d'autres catégories d'activités susceptibles de générer des revenus qui peuvent éventuellement se surajouter aux catégories de revenus précédents ; ces activités dites accessoires ne concernent pas des soins, mais les revenus générés peuvent être importants au regard de l'exercice dit principal. Ce sont les activités d'expertises, les relations avec les industries du médicament et les droits d'auteur.

Toutes activités qui ne participent en aucune façon à une démarche de soin

Il est intéressant de se représenter **l'importance des exercices et de leur répartition**. Selon la DREES, au 1/01/2015, on pouvait noter :

Sur **222 150 médecins**					
Libéraux		Hospitaliers		Mixtes	
Nombre	% fém.	Nombre	% fém.	Nombre	% fém.
107 415	35	65 027	50	23 110	33,5
Sur 102 485 généralistes					
62 211	36	17 945	50,9	6 799	37,6

Il ressort qu'un médecin sur deux est désormais salarié, mode d'exercice préféré par les femmes. Celles-ci sont désormais majoritaires dans les hôpitaux et plus encore dans le salariat non hospitalier. Elles restent provisoirement minoritaires dans l'exercice libéral. En médecine générale, il se confirme que les femmes ne font pas de l'exercice libéral leur choix préférentiel actuellement. Mais devenant majoritaires chez les plus jeunes et les étudiants, le pourcentage va forcément croitre par simple effet mécanique.

UN EXERCICE LIBÉRAL « ATTENUE »

On ne peut éviter la **définition d'une profession libérale** proposée aux débats parlementaires précédant la loi du 29.12.1966 instituant les sociétés civiles professionnelles : *Exerce une profession libérale celui qui, ayant une compétence éprouvée, exerce une activité de caractère principalement intellectuel, jouit d'une liberté totale dans le choix des conseils qu'il donne à son client, est choisi librement par ce client et engage sa responsabilité dans ses actes professionnels.*

Le Code des impôts en son article 92 énonce de son côté que : ... *Sont considérés comme provenant de l'exercice d'une profession non commerciale...les bénéfices des professions libérales... dont les titulaires n'ont pas la qualité de commerçants... ne se rattachant pas à une autre catégorie de bénéfices ou de revenus.*

On notera qu'il existe d'autres critères signifiants, tels que l'existence d'un risque économique, celle d'un ordre professionnel, l'exercice en monopole, la protection du titre par l'Etat, la responsabilité personnelle, la longueur des études, la soumission au régime des BNC...

Au total, la profession libérale n'a pas de définition simple et les professionnels dits *libéraux* le sont plus ou moins selon les critères considérés.

La profession de médecin est une **profession réglementée** comme on l'a vu et son exercice impose le respect de règles légales ou déontologiques contraignantes susceptibles de limiter certaines libertés dans la relation avec les patients. Qui plus est, l'engagement conventionnel va de son côté susciter d'autres limitations à un exercice libéral total.

LA MÉDECINE LIBÉRALE EST-ELLE DEVENUE *IDÉALE* AU SENS RIMBALDIEN ?

Certes, le Code de la sécurité sociale en son article L 162-2 affirmait bien: *Dans l'intérêt des assurés sociaux et de la santé publique, le respect de la liberté d'exercice et de l'indépendance professionnelle et morale des médecins est assuré conformément aux principes déontologiques fondamentaux que sont le libre choix du médecin par le malade, la liberté de prescription du médecin, le secret professionnel, le paiement direct des honoraires par le malade, la liberté d'installation du médecin, sauf dispositions contraires en vigueur à la date de promulgation de la loi n° 71-525 du 3 juillet 1971.*

Il n'en est pas moins vrai que les libertés du statut actuel des médecins conventionnés c'est-à-dire de 99 % des médecins exerçants et non-salariés se sont restreintes sans que pour autant il faille s'en offusquer. La dénomination de ce type d'exercice hésite entre libéral et privé, car en effet il ne s'agit plus d'un exercice libéral pur et dur.

Il reste libéral en ce sens que le médecin est encore libre de s'établir où il le souhaite, liberté actuellement remise en question, qu'il reste totalement maitre de son activité n'étant plus astreint à l'obligation de participer aux tours de garde et qu'il est pour la plus grande part rétribué par des honoraires liés aux actes effectués.

Mais l'exercice dans le cadre de la convention comporte des RESTRICTIONS DU CARACTÈRE LIBÉRAL qui portent :

- sur le libre choix **:** l'omniscience du diplôme a vécu : sont privilégiés le premier recours et le parcours de soin, l'urgence, la compétence par spécialisations ;
- sur la liberté de prescription **:** concernant notamment les génériques, les prescriptions hors AMM, les médicaments à prescriptions réservées, leur coût ;
- sur le secret professionnel **:** dérogations concernant les AT et maladies professionnelles avec les CPAM et secret partagé avec le contrôle médical ;
- enfin sur le plan pécuniaire cet exercice est encadré par la limitation des honoraires et sur le plan qualitatif par le contrôle de l'activité conformément aux accords conventionnels liant les syndicats médicaux et la sécurité sociale.

I. Sur la limitation des honoraires

Rappelons ici :

Les actes médicaux sont désormais tous inscrits et identifiables dans la CCAM. A chacun est attribué un *tarif de responsabilité*. C'est sur ce montant qu'elle calcule son niveau de remboursement. Le tarif de responsabilité est un synonyme de la base de remboursement. Lorsqu'un professionnel de santé facture ses consultations à un prix supérieur au tarif de responsabilité, il effectue un dépassement d'honoraires.

Les trois secteurs conventionnels. Le médecin doit en effet choisir d'exercer dans l'un des trois secteurs possibles. Le remboursement des honoraires payés au médecin est fonction du secteur choisi par le médecin, rappelons :

- **le secteur 1** sans dépassement d'honoraires autorisé, l'assurance maladie prenant en charge les cotisations sociales du praticien.
- **le secteur 2** autorisé à dépasser les tarifs de remboursement, mais au prix d'une prise en charge personnelle des cotisations sociales. Il faut également préciser que le secteur 2 n'est pas ouvert à tous, mais en gros aux spécialistes aux formations les plus longues et désormais quasi fermé aux médecins généralistes.
- **le secteur 3** médecin non conventionné. *Tarif d'autorité* (environ 1 euro) remboursé pour une consultation.

En matière de dépassements, les Caisses se donnent le droit de juger du *tact et de la mesure,* notion dont l'Ordre n'a peut-être pas su faire un usage exemplaire, et tentent d'en limiter l'importance ou la fréquence. Les dépassements sont interdits pour certaines catégories de patients (CMU, AME et ALD notamment).

Enfin, la mise en place promise du tiers payant généralisé obligatoire viendra encore encadrer un exercice privé décidément plus très libéral en supprimant tout lien financier direct entre le patient et son médecin.

II. Sur le contrôle de l'activité

Le médecin libéral exerce dans le respect du code de déontologie et des engagements conventionnels. Toute prise d'intérêt doit être loyale, licite et conforme à la réglementation. Au demeurant, bien des tentations d'intérêts répréhensibles demeurent dans cet exercice qu'il s'agisse du généraliste ou du spécialiste. Les situations sont nombreuses où l'intérêt du praticien peut apparaître *avoir influencé son comportement* de manière inadéquate.

Le non-respect des dispositions conventionnelles peut notamment porter sur des obligations administratives ou pécuniaires :

- l'application, de façon répétée, de tarifs supérieurs aux tarifs opposables dans les cas où ces derniers sont de droit au regard des dispositions réglementaires et conventionnelles :
- l'utilisation abusive du DE ;
- la facturation d'actes fictifs ;
- une pratique tarifaire excessive des médecins exerçant en secteur à honoraires différents ou titulaires du droit à dépassement permanent ;
- la non-inscription, de façon répétée, du montant des honoraires perçus, au sens de la présente convention et de la réglementation ;
- le non-respect, de façon répétée, de la liste visée à l'article L. 162-1-7 du code de la sécurité sociale ;
- le non-respect du droit à la dispense d'avance des frais ou des tarifs opposables au profit des bénéficiaires de la CMUC et de l'ACS ;
- le non-respect de manière systématique de l'obligation de transmission électronique à l'assurance maladie, posée à l'article L. 161-35 du code de la sécurité sociale, des documents facturation des actes et prestations.

Mais il peut aussi porter sur des erreurs ou abus d'utilisation de la nomenclature ou de la CCAM.

Tous les actes peuvent être concernés : fréquence des consultations, visites injustifiées, arrêts de travail abusifs, prescriptions discutables des soins ou des médicaments.

Certaines spécialités peuvent être concernées par l'utilisation inadéquate, voire vicieuse, de la CCAM ou de la T2A: radiologues, biologistes, anesthésistes, chirurgiens....

La généralisation du tiers payant, l'engagement conventionnel pour les médecins libéraux et l'obligation de respect de la CCAM et de la T2A pour tous les exercices font que c'est l'assurance maladie, à l'initiative du contrôle médical ou de la Caisse primaire qui sera le plus souvent le déclencheur d'alerte.

Prévention des conflits

C'est d'abord par l'information : chaque praticien conventionné reçoit son tableau d'activité détaillé trimestriel (SNIR) et la moyenne d'activité de ses confrères de même exercice pour s'étalonner.

Peut s'ensuivre une phase de mise en garde confraternelle. Une demande de renseignements pour un acte isolé. Par ailleurs, le comité paritaire départemental peut évoquer en présence du médecin en cause des comportements très différents de la norme.

Pour les actes techniques, les départements d'informatique médicale sont susceptibles de prévenir les utilisations erronées ou abusives de la T2A et de la CCAM. La mise en cause pouvant concerner le médecin DIM et/ou les praticiens utilisateurs.

Un contentieux peut s'ensuivre :

Le médecin-conseil-chef et la caisse primaire (CPAM) peuvent l'un ou l'autre ou ensemble diligenter une plainte à l'encontre d'un médecin à la section des affaires de sécurité sociale (SAS) siégeant auprès du conseil régional de l'Ordre des médecins, compétente pour statuer sur *les fraudes abus et tous faits intéressant l'exercice de la profession relevés à l'encontre des médecins...à l'occasion des soins dispensés aux assurés sociaux* **[18]** .

Les sanctions susceptibles d'être prononcées sont l'avertissement, le blâme avec ou sans publication, l'interdiction temporaire ou permanente, avec ou sans sursis, du droit de donner des soins aux assurés sociaux ; dans le cas d'abus d'honoraires, le remboursement du trop-perçu ou le reversement du trop remboursé, même s'il n'est prononcé aucune peine.

Un appel suspensif est possible, instruit et jugé par la chambre dite section des assurances sociales du Conseil national de l'Ordre des médecins. La cassation éventuelle serait confiée au Conseil d'État.

L'interdiction prononcée n'est pas une interdiction d'exercer la médecine, mais celle d'assurer des soins aux assurés sociaux, en fait cela revient désormais quasiment au même, puisque de nos jours la quasi-totalité des travailleurs ou retraités est assujettie à l'assurance maladie toutes caisses confondues.

Il est à noter que les mêmes plaignants peuvent également porter leur plainte auprès de la chambre disciplinaire régionale dès lors qu'il leur apparaît que le comportement du médecin est aussi constitutif d'une faute déontologique.

Statistiques : Les recours à la section des assurances sociales pour l'année 2007 dans l'ensemble des régions concernaient 154 médecins ; en appel à la section du Conseil national 110 médecins ont été traduits.

Les récents engagements conventionnels [19]

Les adaptations conventionnelles de l'assurance maladie tentent d'aider à améliorer l'accès aux soins et la qualité de ceux-ci.par des motivations financières.

Le trépied d'indemnisation de l'assurance maladie, paiement à l'acte, forfait et rémunération sur objectifs de santé publique (ROSP) se concrétise et s'amplifie. Et en particulier pour les médecins généralistes :

– Concernant les actes, la consultation de base est à **25 €** et quelques consultations rares à 30 € ou exceptionnelles à **46 €** ou **60 €.**

- Les forfaits selon la patientèle et l'équipement du cabinet.
- La ROSP avec 29 indicateurs depuis la dernière convention.

La lutte contre les territoires sous dotés

Face aux difficultés rencontrées, l'assurance maladie a souhaité encourager les installations de médecins en zone défavorisée par des incitations financières. Sont ainsi proposés :

- Contrat d'aide à l'installation de médecin (CAIM) : En échange d'une aide non renouvelable de **50 000 €** versée en deux fois, à l'installation et un an plus tard, le médecin s'engage à rester cinq ans installés, à participer au dispositif de « *permanence des soins ambulatoires* » et à exercer en groupe en pratiquant au moins 2,5 jours par semaine en zone sous dorée pour une activité de 4 jours par semaine.
- Contrat de transition pour les médecins de 60 ans ou plus (COTRAM) qui vise une aide confraternelle : Encourage la transmission d'activité à un confrère de moins de 50 ans, en échange d'un contrat de 3 ans, renouvelable une fois, de valorisation de 10 % des honoraires conventionnés (soit en moyenne **15 000 €** par an).
- Contrat de stabilisation et coordination des médecins (COSCOM) : En échange de **5 000 €** par an pendant 3 ans, renouvelable tacitement, accru de **1250 €/an** si exercice dans un hôpital de proximité, et de **300 €/mois** si accueil d'un étudiant stagiaire. Concerne un médecin déjà installé en zone sous dotée et impliqué dans la démarche d'exercice coordonné.
- Contrat de solidarité territoriale médecin (CSTM) : En échange d'une aide apportée à un médecin au moins dix jours par an en zone sous dotée, le con-

frère installé hors zone verra ses honoraires réalisés en zone, majorés de 10 % jusqu'à **20 000 €/an** et les déplacements.

La rémunération au forfait se confirme

- Le forfait en fonction de la patientèle privilégiant les enfants, de moins de 6 ans, les plus de 80 ans, les ALD, les CMU-C.
- Le forfait structure encourageant l'équipement du cabinet notamment informatique et les services au patient.

La rémunération sur objectifs de santé publique (ROSP)

L'évolution croissante des taux d'atteinte des résultats observés depuis la mise en place du dispositif confirme l'impact positif de la ROSP. Elle est maintenue sur les trois axes antérieurement définis : pathologies chroniques, prévention, efficience des prescriptions écrit l'assurance maladie avec désormais 29 facteurs pris en charge.

Au total, l'impact financier annuel attendu de la dernière convention 2016 pour un médecin généraliste est estimé **[20]** par l'assurance maladie à :

Pour la valorisation des actes **11 400 €**
Pour le forfait structure d'aide à l'organisation **1 500 €**
Pour le forfait patientèle **1 300 €**
Pour la rémunération sur objectifs **800 €**
Pour les autres mesures **700 €**
Soit une revalorisation totale pour l'année de : **15 700 €**

DES EXERCICES SALARIÉS DE LA MÉDECINE

Un salariat particulier

Ce salariat de plus en plus recherché par les jeunes médecins notamment les femmes devient majoritaire au sein de la profession. Il ressort soit d'un statut soit d'un contrat de travail.

Le code de déontologie médicale pour lequel cet exercice n'était pas celui traditionnel de la profession, lui a prêté une particulière attention. C'est en effet un salariat inhabituel, puisque, bien que salarié par un employeur dont il dépend financièrement, *clause de subordination,* le médecin est censé garder toute son indépendance en ce qui concerne son rapport avec le patient et les soins qu'il lui apporte.

Art 95 CD **:** *Le fait pour un médecin d'être lié dans un exercice professionnel par un contrat ou un statut à une administration, une collectivité ou tout autre organisme public ou privé n'enlève rien à ses devoirs professionnels et en particulier à ses obligations concernant le secret professionnel et l'indépendance de ses décisions.*

Voilà qui mérite réflexion.

La subordination de l'employeur existe bien, elle consiste en l'exécution *d'un travail sous l'autorité d'un employeur qui a le pouvoir de donner des ordres et des directives, d'en contrôler l'exécution et de sanctionner les manquements de son subordonné.* **[21]**

Mais s'agissant d'un subordonné médecin, et pour ce qui concerne son exercice professionnel, la subordination doit s'effacer devant l'indépendance médicale du praticien. **[22]** On conçoit que cela puisse engendrer des difficultés.

Le médecin salarié ne peut prétendre à la plénitude de son exercice professionnel. Travaillant souvent en équipe il doit respecter les horaires et programmes de travail souvent fixés par un pair, directeur médical, médecin-chef,

chef de pôle, directeur ou président de CME ou d'association...ou consœur ou confrère employeur.

Il n'est pas responsable des moyens qui sont mis à sa disposition tant en équipements qu'en personnels. Mais si ceux-ci inadéquats ou insuffisants venaient à compromettre la qualité des soins ou de son exercice, il doit faire en sorte de les réclamer, et d'en appeler au Conseil de l'Ordre pour les obtenir. Sinon il dérogerait à l'article 71 *CD : **Le** médecin doit disposer d'une installation convenable... Il ne doit pas exercer dans des conditions qui puissent compromettre la qualité des soins et des actes médicaux ou la sécurité des personnes...Il doit veiller à la compétence des personnes qui lui apportent leur concours.*

Il est seul responsable de ses avis, de ses prescriptions ou de ses actes et garant de la confidentialité. Aucune tentative de pression ou d'immixtion d'une hiérarchie ou d'une administration ne peut se justifier. Au sein des structures hiérarchisées, il est parfois malaisé de faire respecter cette indépendance d'un bout à l'autre de la structure.

Enfin se pose le problème des conflits d'intérêts notamment dans les entreprises à but lucratif, mais aussi dans tous les secteurs où des revenus accessoires liés à l'industrie peuvent naitre comme on le verra.

Des emplois statutaires publics

Ils sont divers : Fonctionnaires d'État sans aucun exercice de la médecine de soin, praticiens hospitaliers, enseignants universitaires, médecins scolaires, médecins militaires...Sans prétention à l'exhaustivité, nous en explorerons quelques-uns qui ont un rapport direct ou indirect avec les soins des patients ou qui posent des problèmes particuliers.

Les praticiens hospitaliers plein temps

Leur statut est défini par les articles R 6152-1 et la suite du code de la Santé publique

... *Ils assurent les actes médicaux de diagnostic, de traitement, de soins d'urgence dispensés par les établissements publics de santé et participent aux missions...* (Art. 6152-2 du CSP) *notamment d'enseignement universitaire et post universitaire, de recherche, développement professionnel continu, de formation initiale et continue des sages femmes et des professionnels paramédicaux... (art.* L 6112-1 du CSP).

Les praticiens universitaires

Ils sont tous à plein temps. Le décret du 24 février 1984 précise à leur sujet:...*Ils assurent des fonctions d'enseignement pour la formation initiale et continue, des fonctions de recherche et des fonctions hospitalières dans le respect des dispositions réglementaires concernant l'exercice de la médecine.*

Des exceptions statutaires à l'exercice à plein temps des hospitaliers :

Les praticiens hospitaliers temps plein, universitaires ou non, « *consacrent la totalité de leur activité professionnelle à l'établissement* » à raison de 10 demi-journées hebdomadaires, avec un maximum de 48 heures par semaine. (Art. R 6152-26 et 27 du CSP.) Toutefois, ils peuvent être autorisés, dans le cadre de ce statut, à disposer de 2 demi-journées par semaine pour exercer :

– soit dans le cadre d'une activité d'intérêt général (R -6152-30 CSP)
– soit dans le cadre d'une activité libérale (R- 6154-1 CSP)

L'une ou l'autre activité *pouvant donner lieu à rétribution* dans des conditions qui sont strictement réglementées.

Cette activité libérale suscite depuis toujours la controverse :

- Pour les PH c'est un moyen de cotiser à la CARMF, pour la part libérale de leur revenu et d'ainsi améliorer leur retraite qui provient pour l'essentiel de l'IRCANTEC, en même temps cela améliore leur revenu surtout s'ils sont en secteur II. (C'est effectivement le cas de la plupart de ceux ayant cette activité accessoire.)
- Pour les PU, ceux-là sont doublement rémunérés et par l'hôpital et par la Faculté, mais ne pourront recevoir une retraite que de la seule Faculté et aucune de l'hôpital.
- Pour les hôpitaux, c'est l'intérêt de pouvoir toucher une clientèle peu encline à fréquenter les hôpitaux publics et tenter de rééquilibrer la disparité des revenus entre public et privé sans toucher aux échelons et tenter ainsi d'attirer les praticiens.
- Pour l'opinion publique, cela conforterait une médecine à deux vitesses, d'autant que les rendez-vous en privés sont souvent plus rapides qu'en public ; que les actes techniques aisés sont plus souvent encouragés que d'autres, plus lourds ; que les tarifs pratiqués sont parfois exorbitants ; qu'enfin les revenus les plus importants des médecins dénoncés régulièrement par les médias sont souvent le fait de PU à des niveaux tels que physiquement et moralement peu compatibles avec le plein temps.

Les médecins militaires

La mission des médecins militaires consiste à prendre en charge où qu'ils soient, les militaires français sur tout le territoire de la République, métropole, Dom, Tom et théâtres d'opérations extérieures y compris les unités navales sur les océans.

Le Décret n° 2008-967 du 16 septembre 2008 fixe les règles de déontologie propres aux praticiens des armées :... *Le praticien des armées n'est, en position d'activité, inscrit au tableau d'aucun ordre professionnel. Ceux inscrits avant leur incorporation peuvent le rester. Néanmoins, sa qualité d'interne, de médecin, de pharmacien, de vétérinaire ou de chirurgien-dentiste lui impose d'adopter une conduite conforme aux principes généraux gouvernant l'exercice de sa profession.*

Les médecins militaires participent à la santé publique (décret 2012-17 du 30/01/2012) ainsi les établissements militaires de santé peuvent accueillir tout patient civil.

Le nombre de médecins militaires : Le SSA (service de Santé aux armées) compte **1800** médecins **[23]**.

Le recrutement se fait pour une part par concours annuel à l'École de santé des armées pour les étudiants en PACES (engagement de 12 ans de service) ; les études sont payées au sein de l'école et à la faculté de médecine et les élèves touchent une solde modeste pendant leur cursus.

Pour une autre part, chaque année, sont recrutés sous contrat des médecins diplômés de toutes spécialités, surtout généralistes. Le premier contrat est de 3 ans renouvelable dans la limite de 20 ans.

Pour une dernière part, en fonction des besoins avec une limite de 60 ans d'âge, recrutement par contrat de *médecins commissionnés.*

Le revenu des médecins militaires est fixé par une grille indiciaire, au 12/11/2017 il est alloué en début de carrière en brut de **2703,84 €** à **3059,97 €** mensuellement selon l'ancienneté, ensuite selon le grade en milieu de carrière **4 à 4500 €** et pour les hauts grades **5 à 6000 €** par mois. Des primes nombreuses, fonctions de la mobilité des personnels et des zones d'activités viennent s'y ajouter.

Les médecins inspecteurs de santé publique

Le médecin inspecteur de Santé publique (MISP) est un fonctionnaire de l'État

Son statut**:** Cadre de catégorie A, le médecin inspecteur de santé publique exerce dans les services du ministère chargés de la santé :

- Agences régionales de santé (siège ou délégations territoriales de santé).
- Administration centrale.
- Agences nationales.

N'ayant aucune activité de soin ni de contrôle de patients ou de confrères dans le cadre conventionnel, il n'est pas astreint à s'inscrire à un conseil ordinal, mais en a néanmoins la possibilité.

Formé à la médecine et à la santé publique, il peut intervenir sur l'ensemble du champ sanitaire et social, en interface avec des institutions professionnelles très variées, avec 2 missions essentielles :

- l'animation d'une politique globale de santé,
- le contrôle du bon fonctionnement du dispositif de santé, garantissant des conditions optimales de sécurité sanitaire.

Le médecin inspecteur de santé publique intervient dans de très nombreux domaines : planification, évaluation, gestion de crise, inspection, élaboration de programmes et projets…Le MISP exerce ses missions en lien avec les autres professionnels chargés de la régulation du système de santé et de l'animation des politiques sanitaires et sociales.

Une baisse importante du nombre de MISP est à noter : - 22 % de 2010 à 2016.La baisse de l'effectif des MISP se confirme malheureusement ces dernières années. Jusqu'en 2010, il se situait autour de 600 puis il a régulièrement diminué pour atteindre 470 en 2016 soit une baisse de 22 % en six ans. **[24].**

Le Revenu des MISP **[25] est** fonction des grades et échelons, par mois :

- MISP de 2136,83 à 3687,90 €
- MISP-chef de 2919,39 à 4976,56 €
- MISP général de 4147,13 à 5473,28 € auxquels s'ajoutent des primes

Médecins de l'Éducation nationale

Les missions des médecins de l'éducation nationale sont fixées par l'article 2 du décret n°91-1195 du 27 novembre 1991 portant dispositions statutaires applicables au corps des médecins de l'éducation nationale et à l'emploi de médecin de l'éducation nationale-conseiller technique et précisées par la circulaire n°2015-118 du 10 novembre 2015..

De la maternelle à l'université, sa vigilance permet de repérer des déficiences, des troubles psychologiques, des comportements alimentaires dangereux, voire de dénoncer des cas de mauvais traitement. Il est aussi chargé de conseiller le chef d'établissement et de former l'équipe éducative, notamment sur les gestes de premiers soins d'urgence. Pas de soins donc, jusque là, mais de la prévention et de la prédiction avant tout

Le nombre de médecins **:** la *diminution* du *nombre de médecins scolaires est dramatique, mettant en péril la prévention en santé scolaire alors que les missions des médecins se multiplient, leur nombre ne fait que décroitre.* **[26]** Ils étaient 1035 en juin 2016, *soit un effondrement des effectifs de l'ordre de 20 % depuis 2008.* Le taux moyen d'encadrement, toujours en 2016, variait *de 2000 à 46 000 élèves par médecin.* Et ce qui n'arrange rien, l'attractivité pour la profession de médecin scolaire *s'est* *fortement dégradée* souligne le rapport, ces médecins étant les moins bien payés de la fonction publique. **[27]**

Le revenu est modeste : par rapport aux autres professions médicales : La grille indiciaire établit les salaires bruts selon les 3 classes et en fonction des échelons :

- Médecin de 2e classe de **2183,83€ à 3687,90 €** par mois
- Puis médecin de 1re classe de 3102,15€ **à 4531,39 €**
- Enfin médecin hors classe de **3558,29 à 4976,56 €**

Médecins territoriaux

Ce statut défini par le Décret n°92-851 du 28 août 1992 a été modifié par plusieurs décrets du 18 août 2014, puis par le décret n° 2017-555 du 14 avril 2017 portant application du protocole Parcours.

Les médecins territoriaux ont vocation à diriger ou animer de nombreux services très variés de l'aide sociale et de santé publique, tels que

- Les services de protection maternelle infantile (PMI),
- Les maisons départementales des personnes handicapées (MDPH),
- Les services pour l'autonomie et la coordination autour des personnes âgées et des personnes handicapées,
- Les services communaux d'hygiène et de santé,
- Les centres municipaux de santé,
- Les services départementaux d'incendie et de secours (SDIS) ;
- Ils peuvent également exercer la direction des laboratoires d'analyses médicales et des centres d'accueil.

Cette diversité de tâches se retrouve dans les publics auprès desquels ils interviennent (enfants, personnes âgées, personnes handicapées, etc.) et dans les activités et missions exercées : direction de service, activités cliniques et de contrôle, animation d'équipe, conseil et expertise, mise en œuvre et évaluation des politiques de santé. Aujourd'hui, ils assurent de plus en plus de missions transversales d'expertise et de conseil, auprès des conseils généraux pour les plans santé-environnement ou pour les politiques de prévention des risques sanitaires notamment.

Leur nombre : **[28]** au 31/12/2009. On comptait : 3050 médecins titulaires et 2228 non titulaires sur emplois permanents soit un total de 5278. Le poids des non titulaires sur emplois permanents est donc de 42,2 % (il était de 37,3 % en 2007). Par ailleurs, 246 médecins/pharmaciens de sapeurs-pompiers titulaires et 35 non titulaires.

Les revenus : Les médecins territoriaux constituent un cadre d'emplois médico-sociaux de catégorie A au sens de l'article 5 de la loi du 26 janvier 1984 qui comprend les grades de médecin de 2e classe, de médecin de 1re classe et de médecin hors classe. Avec des échelons selon l'ancienneté. Selon la grille indiciaire 2017, les salaires mensuels vont de **3000 €** en début de carrière à plus de **5000 €** en fin de carrière selon les échelons.

Des médecins salariés contractuels

Ils sont également divers, généralistes ou autres spécialistes employés par des structures de soins publiques, associatives ou privées lucratives voire médecin libéral embauchant un collaborateur salarié au sein de son cabinet. C'est notamment le cas des nombreux praticiens exerçant dans les établissements d'hospitalisation privés ou associatifs. C'est aussi le cas de nombreux médecins non titulaires œuvrant dans la médecine publique.

Le contrat fait la loi des parties. C'est la raison pour laquelle l'Ordre des médecins entend savoir ce que contractent les médecins pour vérifier qu'ils contractent en accord avec la loi et la déontologie.

Tout médecin salarié doit contracter par écrit. L'article L 4113-9 du CSP est explicite : *les médecins...doivent communiquer au conseil départemental de l'ordre dont ils relèvent les contrats et avenants ayant pour objet l'exercice de leur profession... Toute personne physique ou morale passant un contrat avec un médecin...doit le faire par écrit.*

L'obligation de communication du contrat impose à l'Ordre de communiquer à son tour ses observations qui ne constituent qu'un avis non contraignant sauf s'il accompagne une demande d'inscription, ou s'il institue une SEL ou SCP ou s'il subordonne l'entrée en vigueur du contrat à l'approbation par l'Ordre.

Il va sans dire que tout contrat doit ne pas contrevenir à l'ordre public auquel cas l'autorité judiciaire en prononcerait l'annulation, quel que fût le plaignant.

Parmi ceux-ci, deux exercices salariés vont nous retenir, car très spécifiques et devant être bien compris dans leurs missions par l'ensemble de la population dont ils sont les défenseurs chacun dans son domaine : les médecins du travail et les médecins conseils des régimes d'assurance maladie obligatoire.

Médecine du travail

La médecine du travail est une spécialité médicale authentique, originalité française, sanctionnée aujourd'hui par un DES après un internat spécifique, jadis par un CES, qui peut être exercée à temps plein ou partiel.

Le médecin du travail **[29]** est un acteur central de la prévention des risques professionnels. Soumis au secret médical, il veille sur la santé des autres salariés et conseille l'employeur sur l'ensemble des problématiques liées aux conditions de travail. Dans le secteur privé, les médecins du travail peuvent exercer dans des services interentreprises de santé au travail (services communs à plusieurs entreprises), ou bien dans des services autonomes de santé au travail, propres aux grandes entreprises. Dans la fonction publique, on parle de centres de prévention médicale et de médecins de prévention.

Le médecin du travail est le protecteur des travailleurs. Le rôle du médecin du travail consiste à éviter toute altération de la santé des travailleurs du fait de leur travail, notamment en surveillant leurs conditions d'hygiène au travail, les risques de contagion et leur état de santé. Son rôle est exclusivement de prévention. Hors urgence il ne dispense pas de soins.

Il n'est plus seulement le médecin de l'aptitude au travail. Plus précisément, suite au décret n°2016-1908 du 27 décembre 2016 relatif à la modernisation de la médecine du travail, il ne s'agit plus seulement d'aptitude au travail, mais du suivi individuel de l'état de santé du travailleur, qui selon les postes de travail plus ou moins à risques auxquels il est affecté, eu égard à son état de santé, donnera lieu à une attestation de suivi plus ou moins fréquente, à une fiche d'aptitude ou d'inaptitude. À cet effet il conseille l'employé comme l'employeur contribue à la veille épidémiologique et à la traçabilité dans l'entreprise, il coordonne les actions sur les conditions de travail et veille à préserver la santé des salariés ;

Le médecin du travail doit pouvoir jouir de l'indépendance professionnelle. L'indépendance du médecin du travail dans l'exercice de son activité est un élément essentiel de la déontologie de cette profession, qui a été consacrée par les textes comme on l'a vu plus haut (pour rappel art. 5 et surtout 95 du code de déontologie). En particulier dans les services autonomes le médecin du travail doit pouvoir exercer son rôle, sans souci d'influence ni conflit de la part de l'employeur exclusif qui le rétribue.

L'article L. 162-2 du Code de la Sécurité sociale dispose que *dans l'intérêt des assurés sociaux et de la santé publique, le respect de la liberté d'exercice et de l'indépendance professionnelle et morale des médecins est assuré conformément aux principes déontologiques fondamentaux que sont le libre choix du médecin par le malade, la liberté de prescription du médecin, le secret professionnel...*

Pour ce faire, le médecin du travail jouit d'un statut protecteur. (Articles L. 4623-1 à 8 et R. 4623-2 à 24 du Code du travail).Outre les procédures spécifiques de nomination et d'affectation, le médecin du travail bénéficie d'une protection particulière en cas de changement et de rupture de son contrat de travail. Cette protection vaut également en cas de rupture anticipée du contrat de travail à durée déterminée (CDD), ou de non-renouvellement lorsqu'il comporte une clause de renouvellement, mais aussi en cas de rupture conventionnelle du contrat ou de transfert partiel d'entreprise.

Ainsi, le licenciement d'un médecin du travail ne peut intervenir qu'après autorisation de l'inspecteur du travail dont dépend le service de santé au travail, après avis du médecin concerné. En cas de faute grave du médecin du travail, l'employeur peut prononcer la mise à pied immédiate de l'intéressé dans l'attente de la décision définitive. En cas de refus de licenciement, la mise à pied est annulée et ses effets supprimés de plein droit.

Le revenu moyen de médecin du Travail. Le salaire moyen d'un médecin du travail est de **81 000 €** annuels soit **6 750 €** par mois **[30]** pour 35 heures par semaine sans astreintes ou 39 heures avec RTT. En fait, cette spécialité a du mal, comme d'autres, à recruter et les salaires de base de début de carrière ont tendance à croitre de l'ordre de **7000 € brut** /mois avec une carrière à l'ancienneté.

L'activité peut être à temps partiel et perdurer au-delà des 65 ans. Il n'y a pas de limite d'âge.

Leur nombre **[31] :** 5 014 médecins du travail sont en exercice. C'est une spécialité déjà très féminisée, à 70 %, mais assez âgée, 44 % ont plus de 60 ans et seulement 9 % ont moins de 40 ans. L'avenir est donc incertain, sauf à encourager l'accès.

Les médecins-conseils [32] [33]

On entend par là, les praticiens chargés du contrôle médical du régime général de la sécurité sociale, de loin les plus nombreux, mais aussi ceux des autres régimes obligatoires d'assurance maladie : MSA, MSI (en voie de disparition) voire régimes spéciaux.

Le service médical de l'assurance maladie reste une institution peu connue, occupant une place particulière au sein de la sécurité sociale. Ses compétences comme son organisation le distinguent des autres services ou fonctions médicales attachées à la régulation. Pourtant, ses missions sont d'intérêt général, exercées au service des assurés et non des malades, dans l'intérêt de la collectivité nationale (les assurés du régime général représentent 85 % des malades potentiels).

LES MISSIONS DU CONTRÔLE MÉDICAL sont multiples :

Elles résultent de l'article L.315-1 du code de la sécurité sociale qui prévoit :

"*I. Le contrôle médical porte sur tous les éléments d'ordre médical qui commandent l'attribution et le service de l'ensemble des prestations de l'assurance maladie, maternité et invalidité...* "

II. Le service du contrôle médical constate les abus en matière de soins, de prescription d'arrêt de travail et d'application de la tarification des actes et autres prestations... "

III. Le service du contrôle médical procède à l'analyse, sur le plan médical, de l'activité des établissements de santé mentionnés aux articles L.162-29 et L.162-29-1 dans lesquels sont admis des bénéficiaires de l'assurance maladie... "

IV. Il procède également à l'analyse, sur le plan médical, de l'activité des professionnels de santé dispensant des soins aux bénéficiaires de l'assurance maladie, notamment au regard des règles définies par les conventions qui régissent leurs relations avec les organismes d'assurance maladie ou en ce qui concerne les médecins, du règlement mentionné à l'article L162-5-9... "

Par l'ensemble des actions mentionnées au présent article, le service du contrôle médical concourt, dans les conditions prévues aux articles L.183-1, L.211-2-1 et au 5° de l'article L.221-1, à la gestion du risque assurée par les caisses d'assurance maladie."

Une extension progressive du champ d'intervention

Le cœur de métier du service médical est relativement clair. Il couvre trois champs traditionnels, déclinés différemment selon les périodes, mais toujours maintenus :

- les avis individuels sur prestations pour apprécier sur le plan médical le droit d'un assuré à une prise en charge particulière ou pour opérer un contrôle sélectif de certaines prestations ;
- l'optimisation du système de soins en analysant l'offre de soins de ville et hospitalière pour une meilleure adéquation aux besoins, et en promouvant les bonnes pratiques et le bon usage des soins auprès des professionnels et établissements de santé ;
- le contrôle ciblé des pratiques et des comportements manifestement abusifs d'assurés, de professionnels ou d'établissements de santé.

L'ASSURANCE MALADIE a souhaité PRIORISER les actions *dites de santé publiqu*e, réorientées vers l'offre de soins et regroupant :

- l'analyse des besoins et de l'offre de soins pour améliorer la planification et l'allocation des ressources ;
- l'évaluation collective des pratiques des professionnels pour obtenir une amélioration de la qualité des soins ;
- le contrôle des professionnels pour les persuader ou les sanctionner selon le niveau de la faute ou de l'infraction.

Avec la création des ARH devenue ARS, l'assurance maladie est intégrée au processus d'analyse et de décision de l'État. Les médecins-conseils sont sollicités dans les équipes mixtes (État, assurance maladie et médico-administratives) constituées pour les instructions de dossiers (projets d'établissements, contrats d'objectifs et de moyens), et participent aux instances décisionnelles (commission exécutive et bureau de l'Agence).

DANS LE DOMAINE DE LA PRÉVENTION : Les médecins-conseils n'ont pas de rôle propre.

La prévention n'est pas pour l'assurance maladie une matière autonome par rapport aux soins. Elle est directement inscrite dans la gestion du risque en développant des programmes personnalisés, l'accompagnement des pathologies lourdes et la lutte contre les inégalités. Ainsi, la prise en charge des vaccinations, des dépistages (néo-natal ou des cancers), la politique de bon usage des médicaments ou les actions de prévention bucco-dentaires sont autant de thèmes impliquant l'assurance maladie. Dans ce domaine, les caisses sont plus impliquées que les médecins-conseils.

LEUR RÔLE EST DÉLICAT puisqu'il porte à la fois sur le contrôle de l'activité des praticiens, des professionnels de santé et des établissements de santé publics et privés, mais aussi sur l'efficience et la pertinence des soins prodigués aux patients ou usagers, alors que s'impose au contrôle médical de respecter dans toutes leurs activités la confidentialité du secret professionnel. On conçoit donc la difficulté de leur position à l'égard à la fois des assurés, des professionnels de santé et des puissantes administrations : caisses primaires, ARS, établissements de soins voire de leurs propres services et hiérarchies.

LEUR STATUT EST ORIGINAL **:** Les praticiens-conseils sont soumis à un statut de droit privé (Décret n°69-505 du 24 mai 1969 fixant le statut des praticiens-conseils chargés du service du contrôle médical du régime général de la sécurité sociale) récemment complété par une convention collective nationale de travail des praticiens-conseils du régime général de sécurité sociale (modifié par l'avenant du 24 mars 2015 et par circulaire 007-15 du 28 janvier 2015, en vigueur à compter du 1erjanvier 2015.

Il laisse au médecin-conseil national la plus grande latitude de gestion, dans un fonctionnement inspiré des textes de la fonction publique, mais sans intervention de l'autorité de tutelle ni de la CNAMTS, sur les carrières, hormis celle des principaux responsables.

Le service du contrôle médical estime que l'autonomie de gestion dont il bénéficie constitue une garantie, voulue par les pouvoirs publics, de l'indépendance technique qui doit être reconnue à tout médecin salarié, dans l'intérêt des assurés.

LEUR ACTIVITÉ EST PROTÉGÉE par le code de déontologie médicale. Les praticiens-conseils sont soumis à des dispositions particulières :

Certes, les praticiens-conseils sont obligatoirement inscrits au Conseil de l'Ordre (art 6 du décret 69-505 du 24 mai 1969) à l'instar de tous ceux qui exercent la médecine. Mais ils ne peuvent être traduits devant le conseil régional de l'Ordre à l'occasion des actes de leur fonction que par le ministre de la Santé, le représentant de l'État dans le département, le directeur général de l'ARS ou le Procureur de la République (Art L 4124-2 CSP).

Par ailleurs, soumis aux dispositions générales du code de déontologie, les médecins-conseils sont concernés par les articles qui concernent la médecine salariée et la médecine de contrôle, et notamment :

– L'article 95 relatif au respect des obligations déontologiques : *Le fait pour un médecin d'être lié dans son exercice professionnel par un contrat ou un statut à une administration, une collectivité ou tout autre organisme public ou privé n'enlève rien à ses devoirs professionnels et en particulier à ses obligations concernant le secret professionnel et l'indépendance de ses décisions. En aucune circonstance, le médecin ne peut accepter de limitation à son indépendance dans son exercice médical de la part de l'entreprise ou de l'organisme qui l'emploie. Il doit toujours agir, en priorité, dans l'intérêt de la santé publique et dans l'intérêt des personnes et de leur sécurité au sein des entreprises ou des collectivités où il exerce.*

– L'article 101 relatif à l'obligation de récusation : *Lorsqu'il est investi de sa mission, le médecin de contrôle doit se récuser s'il estime que les questions qui lui sont posées sont étrangères à la technique proprement médicale, à ses connaissances, à ses possibilités ou qu'elles l'exposeraient à contrevenir aux dispositions du présent code.*

LE CONSEIL DE L'ORDRE VEILLE A PROTÉGER LEURS INTÉRÊTS. L'article 104 CD relatif au secret professionnel protège le praticien-conseil contre les services administratifs des caisses : *le médecin chargé du contrôle est tenu au secret envers l'administration ou l'organisme qui fait appel à ses services. Il ne peut et ne doit lui fournir que ses conclusions sur le plan administratif, sans indiquer les raisons d'ordre médical qui les motivent.*

Les renseignements médicaux nominatifs ou indirectement nominatifs contenus dans les dossiers établis par ce médecin ne peuvent être communiqués ni aux personnes étrangères au service médical ni à un autre organisme.

Le respect du secret professionnel reste en effet une donnée essentielle de la fonction. Le secret, appartenant au patient **[34],** mais détenu par le praticien qui en est le gardien, peut être néanmoins partagé :

D'une part avec le médecin-conseil (art 50) : ...il *est autorisé sauf opposition du patient, à communiquer au médecin-conseil nommément désigné de l'organisme de Sécurité sociale dont il dépend...décidant de l'attribution d'avantages sociaux, les renseignements médicaux strictement indispensables.*

D'autre part en vertu des dispositions de la loi du 4 mars 2002 art 3, qui organise *un secret médical partagé* entre professionnels, dans l'intérêt du malade, ou pour ce qui est strictement nécessaire à l'exercice de leur mission : *Deux ou plusieurs professionnels de santé peuvent toutefois, sauf opposition de la personne dûment avertie, échanger des informations relatives à une même personne prise en charge, afin d'assurer la continuité des soins ou de déterminer la meilleure prise en charge sanitaire possible.* Art L 1110-4 CSP. **[35]**

Enfin, l'article L. 315 du code de la sécurité sociale est complété par*: V. Les praticiens-conseils du service du contrôle médical et les personnes placées sous leur autorité n'ont accès aux données de santé à caractère personnel que si elles sont strictement nécessaires à l'exercice de leur mission, dans le respect du secret médical.*

LE NOMBRE DE MÉDECINS-CONSEILS : En 2006, le contrôle médical comprenait 2 585 praticiens, dont 2 099 médecins, 330 dentistes et 156 pharmaciens et 7805 agents administratifs. En 2008, on comptait 10 300 agents et médecins, dont 9 200 pour le régime général, 820 pour la MSA et 300 pour la MSI **[36].**

LE REVENU DES MÉDECINS-CONSEILS évolue en fonction du coefficient de qualification et de l'expérience. **[37]**

Classement des emplois et barème de revenu brut

Coefficient **A** : Praticien-conseil du service du contrôle médical
Le revenu mensuel va de **4194,70** à **6753,32 €** selon expérience et l'ancienneté.
Coefficient **B** : Praticien-conseil en charge d'attributions ou de missions d'ordre technique
Praticien conseil-chef de service exerçant des responsabilités de management

Le revenu mensuel va de **5081,20 €** à **7603,79 €**
Coefficient **C** : Praticien-conseil chef de service responsable d'un échelon local du contrôle médical
Médecin-conseil régional adjoint
Praticien-conseil exerçant des responsabilités nationales
Le revenu mensuel va de **5801,94 €** à **7964,15 €**
Coefficient **D** : Médecin-conseil régional

Médecin-conseil national adjoint
Le revenu mensuel va de 6162,31 **€** à **8612,82 €**

Les émoluments sont en outre gratifiés d'un 13e mois en fin d'année et d'une allocation de vacances d'un mois de traitement en été. C'est un statut de salarié, portant sur 35 heures/ semaine. Sans astreintes.

Les activités d'experts

Dans le domaine de l'expertise, il ne s'agit plus de donner des soins à un patient, mais de se prononcer sur des situations fort diverses où sont mises en cause des personnes. La société moderne a introduit la médecine dans la vie civile et sociale et le besoin ne fait que croître, de disposer de sachants compétents dans des domaines particuliers. On doit rappeler que les expertises qui sont des activités non soignantes sont assujetties à la TVA qui est de 20 % ce qui n'est pas le cas de celles soignantes.

Les experts judiciaires auprès des cours d'appel ou de la Cour de Cassation

Les experts judiciaires sont nommés sur candidature et recrutés dans chaque spécialité en fonction non seulement de leur compétence, mais aussi des garanties de moralité, d'impartialité, d'indépendance et de disponibilité. Chaque année les cours d'appel en établissent la liste. Chaque dossier est confié à l'expert avec une mission précise, un délai défini et la consignation des honoraires retenus qui sont en règle assez modestes.

L'activité d'expert judiciaire ne peut être pour un médecin, quelque soit sa spécialité une activité exclusive. Il ne doit pas exister « des experts en expertises » qui ne pratiqueraient plus leur domaine de compétence. L'expert doit en effet continuer d'exercer.sa spécialité pour y rester compétent d'où l'établissement annuel des listes des Cours d'appel.

Au civil, ces honoraires sont payés par le demandeur ou son assurance ou par l'aide judiciaire s'il y a lieu (15 % des dossiers). Mais c'est le Tribunal qui fixe la provision à déposer par le demandeur.

En 2003 **[38]** les honoraires en matière médicale étaient en moyenne de **606 €,** mais pour la moitié inférieurs à **381 €** et pour les trois quarts inférieurs à **640 €.** En 2018, il semble que les honoraires aillent de l'ordre de **1500 € à 2000 € HT** à Paris, de l'ordre de **6 à 700 € HT** en province voire de moins de **500 € HT** dans certains petits TGI.

Au pénal, c'est le Tribunal qui règle les honoraires lesquels sont fixés par le Code de procédure pénale. Il convient d'en remarquer la modicité d'honoraires. Le barème est proposé en annexe III.

Les tribunaux administratifs peuvent également avoir recours à des experts qui ne sont pas obligatoirement des experts judiciaires. Ils ont aussi un recrutement de leurs propres experts. (Arrêté du 19/11/2013.)

Les « experts en accidents médicaux »

Depuis la loi 2002-303 instituant l'aléa médical ont été créés les CRCI (commissions régionales de conciliation et d'indemnisation). Une liste nationale de ces experts est constituée par la CNAMED (Commission nationale des accidents médicaux). Il s'agit de dossiers souvent lourds et fréquemment assumés par collège d'experts. Les honoraires actuels semblent de l'ordre de **600 €** par expertise.

Les activités d'expertises auprès de compagnies d'assurances

Les compagnies d'assurances ont fréquemment recours à des médecins soit pour examiner des candidats à contrats d'assurance divers, soit pour examiner un patient assuré et déterminer son état et son éventuel dommage. Dans le premier cas c'est souvent le médecin traitant ou un spécialiste qui est sollicité, et dans le second les compagnies ont recours à des médecins dits experts d'assurance, en règle qualifiés en dommage corporel.

Aux sièges des compagnies d'assurances exercent leurs compétences à plein temps ou à temps partiel un certain nombre de médecins salariés chargés des règlements de dossiers suite à des transactions amiables ou à des décisions juridictionnelles.

Enfin fréquentes sont les missions pour assister les assurés dans les décisions amiables entre compagnies ou lors de contentieux judiciaires. Les tarifs des expertises assurantielles sont actuellement uniformisés de l'ordre de **250 euros HT** au cabinet et de **315 € HT** en visite et pour les déplacements **250 € HT/ heure**.

La Sécurité sociale elle-même peut recourir à des médecins experts dans diverses instances pouvant l'opposer à des patients, des professionnels de santé ou d'autres médecins.

L'Arrêté du 2/10/2015 est reproduit en annexe II.

Les médecins de recours

Ils sont en règle diplômés en dommage corporel. Ils sont sollicités par des patients, des associations de malades ou d'usagers soit pour intervenir dans une instance et défendre les intérêts de leur mandant, soit pour déterminer l'état d'un patient, suite à un événement et en apprécier les conséquences, « *expertise amiable* ». Un certain nombre de ces médecins consacrent toute leur activité à ce créneau.

Les honoraires ainsi proposés sont variables selon les dossiers. Ainsi pour une assistance à une expertise on tablera sur une base de **200 € /heure.** S'agissant de constitution et défense d'un dossier difficile, le coût peut devenir considérable. Il convient de savoir que des associations de patients ou d'usagers diverses existent pour la défense des individus, pouvant les prendre en charge et assurer leur défense.

Les médecins de contrôle

C'est une activité pratiquée par certains praticiens ou cabinets de praticiens pour contrôler des patients en arrêt de travail et se prononcer sur leur état de santé à la demande de l'employeur.

Cette activité bien que marginale est très encadrée par le code de déontologie.

- Art 100 : Le médecin de contrôle ne peut être à la fois médecin de prévention ou traitant.
- Art 101 : Il doit se récuser s'il ne se sent pas compétent.
- Art 102 : Il doit informer la personne de sa mission et s'y limiter.
- Art 103 : Il ne doit pas s'immiscer dans la démarche thérapeutique entreprise.
- Art 104 : Il doit respecter le secret professionnel et ne transmettre que ses conclusions.

La Cour de cassation maintien le principe selon lequel le droit pour l'employeur de faire procéder à une contre-visite par un médecin de son choix constitue la condition de l'engagement qu'il a pris, de verser les indemnités complémentaires de maladie, et que le salarié qui refuse - sans motif légitime - de se soumettre à cette contre-visite, commet un manquement à son obligation ayant pour effet de le priver du bénéfice de ces indemnités.

Il va sans dire que les honoraires sont à la seule charge de l'employeur. Les honoraires pratiqués sont fréquemment de l'ordre du triple de la consultation de base soit de **75 à 100 euros.**

LES RELATIONS MÉDECINS INDUSTRIE

Les activités des médecins en rapport avec l'industrie du médicament ou des produits de santé entrent dans le cadre de la loi dite anti-cadeau du 27/01/1993 et méritent une attention particulière, car, outre qu'elles peuvent générer des revenus non négligeables, elles peuvent aussi faire suspecter des conflits d'intérêts.

La loi énonce le principe d'une interdiction

Elle dispose : ... *est interdit le fait, pour les membres des professions médicales de recevoir des avantages en nature ou en espèces sous quelque forme que ce soit, d'une façon directe ou indirecte, procurés par des entreprises assurant des prestations, produisant ou commercialisant des produits pris en charge par les régimes obligatoires de sécurité sociale....*

Mais la loi prévoit deux exceptions à cette interdiction générale qui impliquent l'une et l'autre l'ordre des médecins :

- Première exception : ... *Ne s'applique pas aux avantages prévus par conventions passées entre les membres de ces professions médicales et des entreprises, dès lors que ces conventions ont pour objet explicite et but réel des activités de recherche ou d'évaluation scientifique, qu'elles sont, avant leur mise en application, soumises pour avis au conseil départemental de l'ordre compétent et notifiées, lorsque les activités de recherche ou d'évaluation sont effectuées, même partiellement dans un établissement de santé au responsable de l'établissement, et que les rémunérations ne sont pas calculées de manière proportionnelle au nombre de prestations ou produits prescrits, commercialisés ou assurés.*
- Seconde exception : ... *Ne s'applique pas à l'hospitalité offerte, de manière directe ou indirecte,*

lors de manifestations de promotion ou lors de manifestations à caractère exclusivement professionnel et scientifique lorsqu'elle est prévue par conventions passées entre l'entreprise et le professionnel de santé et soumise pour avis au conseil départemental de l'ordre compétent avant sa mise en application, et que cette hospitalité est d'un niveau raisonnable, reste accessoire par rapport à l'objectif principal de la réunion et n'est pas étendue à des personnes autres que les professionnels directement concernés.

Depuis la loi 2011-2012 du 29 décembre 2011, ce sont *toutes les conventions* passées par les entreprises avec les étudiants ou les médecins qui doivent être soumises avant leur mise en application au conseil de l'ordre compétent.

Cette loi anti cadeau pour autant : ... *ne saurait ni soumettre à convention les relations normales de travail ni interdire le financement des actions de formation médicale continue.*

LA LOI DU 26 JANVIER 2016 dite de modernisation de notre système de santé modifie profondément la tâche ordinale en ce qui concerne les relations médecin- entreprise.

- L'article 178 en effet dispose : *Les entreprises produisant ou commercialisant des produits mentionnés au II de l'article L5311 – 1 ou assurant des prestations associées à ces produits sont tenues de rendre publiques, au-delà d'un seuil fixé par décret... les rémunérations versées à des personnes physiques ou morales dans le cadre des conventions mentionnées...*
- L'article 180 autorise le gouvernement à prendre par ordonnances, dans le délai d'un an, des mesures élargissant le cadre de l'article L. 4113 – 6 tant en ce qui concerne les entreprises concernées par

l'interdiction d'offrir des avantages que par les personnes concernées par cette interdiction notamment les professionnels de santé et les étudiants de celles-ci.

De même il se propose de définir les dérogations à l'interdiction de recevoir ou d'offrir des avantages et le régime d'autorisation de celles-ci par l'autorité administrative ou l'ordre professionnel concerné.

Enfin des mesures seront prises concernant d'éventuelles sanctions pénales ou administratives en cas d'infraction ou de manquement à ces dispositions.

Le décret 2016-1939 du 28/12/2016 complète l'arsenal législatif

Il fixe à **10 euros** le seuil à partir duquel les entreprises doivent rendre publiques les rémunérations qu'elles versent ainsi que les avantages qu'elles procurent dans le cadre des conventions régies par l'art L 1453-1 CSP. Il précise les informations requises et détermine comme concernés non seulement les produits à finalité sanitaire, mais aussi ceux à finalité cosmétique.

En d'autres termes les avantages reçus par les médecins et les étudiants en médecine pour quelque activité que ce soit, sont rendus publics dans le cadre de la loi non plus seulement pour les avantages liés à l'hospitalité, mais désormais aussi pour les rétributions liées aux conventions de recherche et d'évaluation scientifique et plus généralement pour toute convention rétribuée au-delà d'un seuil fixé par décret.

LES MÉDECINS doivent déclarer leurs liens d'intérêt avec les entreprises. La loi du 4 mars 2002 dispose en effet : l*es membre des professions médicales qui ont des liens avec des entreprises et établissements produisant ou* *exploitant des produits de santé ou des organismes de conseil intervenant sur ces produits sont tenus de les faire connaitre au public lorsqu'ils s'expriment lors d'une manifestation publique ou dans la presse écrite ou audiovisuelle sur de tels produits.*

LES EXPERTS (y compris médecins) sont soumis à la loi de 29 décembre 2011: *les membres des commissions et conseils siégeant auprès des ministres chargés de la santé et de la sécurité sociale, les membres des cabinets des ministres ainsi que les dirigeants, personnels de direction et d'encadrement et les membres des instances collégiales, des commissions, des groupes de travail conseils des autorités et organismes... sont tenus lors de leur prise de fonctions d'établir une déclaration d'intérêt* qui sera remise à l'autorité compétente et sera rendue publique.

LE « SUNSHINE ACT » : La loi oblige à des mesures de déclaration publique des liens d'intérêt des médecins avec les entreprises. Sans doute le sunshine-act aux États-Unis **[39]** a-t-il été déclencheur, toujours est il que la France a suivi cette préoccupation en s'intéressant à cette nécessaire déclaration. Les relations entre les médecins et les entreprises ne sont pas que des détails, et si toutes ne sont pas impures, raison de plus pour en connaitre. Certaines, nécessaires au fonctionnement normal, mais d'autres non, qui doivent être réprimées pour conflits d'intérêts ou non-respect du statut.

Pour fixer les idées *regardscitoyens* **[40]** qui est une association avait colligé entre janvier 2012 et juin 2014, soit sur deux ans et demi, les relations pécuniaires liant les « entreprises » et les professionnels de santé. D'une part des « cadeaux » qui sont en réalité des « hospitalités » au sens de la loi L 4113-6 au nombre de 2 527 854 et pour une valeur de **244 572 645 €** et parallèlement **239 455 contrats** pour une somme inconnue, puisqu'à cette date les entreprises n'étaient pas tenues, comme elles le sont depuis le décret du 28/12/2016 de déclarer le montant de chaque convention.

Quelques tableaux vont renseigner.

Concernant les avantages

Nature	Pourcentage	Total milliers €
Repas	29	71,08
Hospitalités	18	42,97
Transports	15	37,74
Hébergements	12	29,25
Congrès	12	28,08
Dons	7	17,61
Autres	7	17,39

Concernant les contrats et leur nombre

Hospitalités	77 589 dossiers
Congrès symposiums	37 107
Consultants	25 028
Formations	23 846
Études de marché	20 845
Collaborations scientifiques	19 048
Orateurs formateurs	9 639
Promos - publicités	8 688
Experts	4 240
Réunions	2 536
Études marketing	2 025
Divers	1 810
Prestations de service	1 386
Autres objets	630
Stands	256.

Il n'est pas sans intérêt de connaitre les laboratoires les plus « *généreu*x » à l'époque. Citons dans l'ordre.

	Montants	Nombres
NOVARTIS PHARMA	18 291 626 €	10 486
SERVIER	13 216 239 €	6 044
GLAXOSMITHKLINE	9 978 716 €	7 285
JANSSEN CILAG	8 956 129 €	598
MSD	8 105 093 €	42 215

Il est intéressant aussi de connaitre les médecins gros bénéficiaires et de combien même si on ignore les noms. Les dix meilleurs sont cités avec leur spécialité, les sommes encaissées et le nombre de contrats par même praticien. On rappelle que le tableau valait pour 2 ans et demi. Les médecins constituent 80 % des personnes concernées :

Chirurgien	82 781 €	8
Cardiologue	79 198 €	5
Cardiologue	77 480 €	0
Psychiatre	74 041 €	2
Cardiologue	73 953 €	1
Psychiatre	70 695 €	3
Cardiologue	69 518 €	6
Chirurgien	65 365 €	1
Chirurgien	59 012 €	9
Oncologue	58 228 €	1

LES DROITS D'AUTEUR DES MÉDECINS

Toute personne a le droit de déposer un brevet d'invention sur n'importe quel sujet y compris dans son domaine de compétence ainsi que d'en céder l'exploitation à quiconque. Toutefois lorsqu'il s'agit de médecins en exercice et plus encore de praticiens hospitaliers, cédant à une entreprise visée par l'article L 4113-6, la situation est plus délicate.

I. Le droit d'auteur est un droit fondamental

L'article L 111-1 du code de la propriété intellectuelle énonce que *l'auteur d'une œuvre de l'esprit jouit sur cette œuvre, du seul fait de sa création, d'un droit de propriété incorporelle exclusif et opposable à tous...*

...Ce droit comporte des attributs d'ordre intellectuel et moral ainsi que des attributs d'ordre patrimonial...

...Sous réserve des exceptions prévues par le présent code, il n'est pas dérogé à la jouissance de ce même droit lorsque l'auteur de l'œuvre de l'esprit est un agent de l'État, d'une collectivité territoriale, d'un établissement public...

II. Le titre de propriété

Toute invention peut être définie par un titre de propriété appartenant à l'inventeur.

L'article L 611-1 du même code énonce que *toute invention peut faire l'objet d'un titre de propriété industrielle délivré par le directeur de l'institut national de la propriété industrielle qui confère à son titulaire ou à ses ayants cause un droit exclusif d'exploitation.*

L'article L611-6 énonce que *le droit au titre de propriété industrielle appartient à l'inventeur ou bien à son ayant cause.*

III. L'invention du médecin

Inventer dans un domaine étranger à l'exercice médical.

Si inventer est un droit sans limite, sur quelque domaine que ce soit, et si l'inventeur peut céder ce droit à tout un chacun, dès lors que l'invention est mise sur le domaine public par un médecin inscrit à l'Ordre sous son nom, celle-ci doit ne pas déroger au code de déontologie à peine pour lui de devoir en répondre. Art 31 CD *...Doit s'abstenir, même en dehors de l'exercice de sa profession, de tout acte de nature à déconsidérer celle-ci.* Il en va des publications, ouvrages, articles ainsi que des activités sur les réseaux informatiques.

S'agissant en revanche d'une cession d'invention en rapport avec l'exercice de la profession, celle-ci devra en outre répondre à des obligations légales restrictives.

- Toute convention passée entre les médecins ou les étudiants et les entreprises produisant ou commercialisant des produits pris en charge par les régimes obligatoires de sécurité sociale entre dans le cadre de la loi dite anti- cadeau (article L 4113-6 du CSP) et doit donc être soumise avant mise en œuvre à l'avis du conseil de l'Ordre compétent.
- Par ailleurs, cette convention doit être déclarée par l'entreprise pour être rendue publique en application des articles sur les avantages consentis par les entreprises (article L 1453-1 du CSP).
- S'agissant enfin d'un praticien hospitalier temps plein, donc agent de l'État, de nouvelles obligations doivent être respectées et de nouvelles restrictions à l'utilisation du droit d'auteur vont apparaître.
- Le droit de déposer brevet n'est pas mis en cause par le statut des PH ou des PU qui ne font aucune référence à cet égard : Ils ne sauraient donc se le voir interdire.
- Pour ce qui est du droit d'exploitation, les choses sont plus délicates : le code de la propriété intellec-

tuelle énonce bien que *dans la mesure strictement nécessaire à l'accomplissement d'une mission de service public, le droit d'exploitation d'une œuvre créée par un agent de l'État dans l'exercice de ses fonctions ou d'après les instructions reçues est, dès la création, cédé de plein droit à l'État.* (Article L 131-3-1). Mais cet article ne paraît nullement pouvoir s'appliquer aux PH ou PU en dehors des contrats type CNRS, INSERM, InVs et autres agences publiques…

– L'article L 611-7 vient parfaitement préciser les conditions de l'inventeur salarié :... *le droit au titre de propriété industrielle, à défaut de stipulation contractuelle plus favorable aux salariés, est défini selon les dispositions ci-après :*
1. Les inventions faites par le salarié dont l'exécution soit d'un contrat de travail comportant une mission inventive qui correspond à ses fonctions effectives, soit d'études et de recherches qui lui sont explicitement confiées, appartiennent à l'employeur...
2. Toutes les autres inventions appartiennent aux salariés. Toutefois, lorsqu'une invention est faite par un salarié soit dans le cours de l'exécution de ses fonctions, soit dans le domaine des activités de l'entreprise, soit par la connaissance sur l'utilisation des techniques ou de moyens spécifiques à l'entreprise, ou de données procurées par elle, l'employeur, a le droit, dans des conditions et délais fixés par décret en conseil d'État, de se faire attribuer la propriété ou la jouissance de tout ou partie des droits attachés aux brevets protégeant l'invention de son salarié. Le salarié doit en obtenir un juste prix.
3. Le salarié auteur d'une invention en informe son employeur qui en accuse réception.

IV. Les cessions d'inventions et l'avis ordinal

Les innovations sont fréquentes dans certaines activités notamment chirurgicales ou cardiologiques, les inventions portant soit sur des implants tels que matériels d'ostéosynthèse, prothèses articulaires, valvulaires, artérielles, pacemakers, soit sur leurs ancillaires spécifiques, soit sur des matériels ou prestations sanitaires fabriqués ou dispensés par les entreprises.

La loi 2011-2012 du 29 décembre 2011, fait obligation au conseil de l'ordre compétent de se prononcer avant leur mise en application sur toutes les conventions passées par les entreprises avec les étudiants ou les médecins.

Toute invention doit faire la preuve de sa réalité

La communication du dépôt de l'invention auprès de l'INPI (institut national de la propriété industrielle) emportera généralement la conviction. Le praticien peut être seul détenteur du brevet, ou le partager avec d'autres confrères co inventeurs parfois au sein d'une association, habituellement l'entreprise est partie importante dans ce brevet. D'autant que la matérialité de l'invention est en grande partie le résultat d'ingénierie d'entreprise, l'apport des praticiens pouvant néanmoins y être important, notamment pour la mise au point et l'ancillaire.

Se prononcer sur un savoir-faire

Le savoir-faire se définit comme la connaissance des moyens permettant l'accomplissement d'une tâche. Il est considéré comme propriété intellectuelle non protégée par un brevet et transmissible par contrat. Le règlement européen du 21 mars 2014 considère qu'il s'agit *d'un ensemble d'informations pratiques, résultant de l'expérience et testées qui est :*

– *secret, c'est-à-dire pas généralement connu,*

- *substantiel, c'est-à-dire important et utile pour la production des produits contractuels*
- *Identifié, c'est-à-dire décrit d'une façon suffisamment complète pour permettre de vérifier qu'il remplit les conditions de secret et de substantialité.*

On conçoit que l'Ordre avant de se prononcer aura besoin de s'enquérir sur le sérieux de la démarche et sur la réalité d'un savoir-faire particulier qui ne serait pas la compétence et le savoir- faire normal du praticien de la spécialité concernée.

Quant à la rétribution

- Le mode : Peut consister soit en une somme en euros lors de la cession, soit à des redevances en pourcentage soit aux deux modes réunis.
- Le montant : L'Ordre n'a pas compétence pour discuter la valeur de cession de telle ou telle invention. On peut aussi penser que les firmes ne font pas de cadeau dans ce domaine. Ce serait de la compétence de la CGCCRF.

Toutefois en ce qui concerne les royalties en pourcentage, il convient de souligner que les redevances résultant de la prescription ou de la pose par l'inventeur de sa propre invention ne sauraient donner lieu à reversement en stricte application de la loi anti-cadeau.

- S'agissant plus particulièrement de praticiens hospitaliers plein temps la diffusion de leur invention au sein de l'établissement les empêcherait d'y prétendre pour la même raison qu'on vient d'évoquer, mais aussi pour éviter un conflit d'intérêts. Qu'en serait-il alors pour un marché au sein de toute une communauté d'établissements type AP-HP ?

Quelques exemples anonymisés sont en annexe IV pour plus de détails.

REVENUS D'AUTRES ORIGINES

Comme tout citoyen, un médecin peut tirer bénéfice ou rente d'activités étrangères à la profession. Toutefois, le code de déontologie pose des limites :

Art 26 : *un médecin ne peut exercer une autre activité que si un tel cumul est compatible avec l'indépendance et la dignité professionnelle et n'est pas susceptible de lui permettre de tirer profit de ses prescriptions ou de ses conseils médicaux.*

Art 31 : *Tout médecin même en dehors de l'exercice de sa profession de tout acte de nature à déconsidérer celle-ci.*

Un mandat politique n'est pas incompatible avec la profession médicale qu'elle soit libérale ou salariée, voire universitaire, mais dans le respect de la prévention des conflits d'intérêts.

Art 27 *Il est interdit à un médecin qui remplit un mandat électif ou une fonction administrative d'en user pour accroitre sa clientèle.*

2. LES NIVEAUX DE REVENUS DES MÉDECINS

Combien gagnent les médecins ? Le niveau de revenu d'un médecin est fonction de nombreux facteurs parmi lesquels le plus important est le mode d'exercice, ensuite la spécialité exercée, enfin la compétence, la concurrence, le bouche-à-oreille, le temps consacré au travail...mais aussi l'appétit de chaque praticien (cf. les dépassements d'honoraires) !!! S'il est relativement aisé d'appréhender le revenu d'une catégorie de praticiens, c'est plus difficile pour chaque praticien, car les revenus catégoriels peuvent se cumuler au sein de la profession et plus encore se cumuler avec des revenus d'autres activités.

On a déjà renseigné les revenus de catégories de médecins salariés particuliers. On n'envisagera ici que les revenus des médecins libéraux et hospitaliers de loin les plus nombreux.

REVENUS DES MÉDECINS LIBÉRAUX [41]

Pour les médecins libéraux, il y a lieu de distinguer entre les recettes qui sont pour l'essentiel les honoraires, et le revenu après déductions diverses de frais, notamment les assurances responsabilité civile professionnelle très coûteuses dans certaines spécialités (accoucheurs, chirurgiens, anesthésistes), les investissements, les frais de personnel et de fonctionnement ainsi que les cotisations sociales.

Les revenus des médecins libéraux ont peu augmenté entre 2011 et 2014, pour atteindre en moyenne **112.000 €**. Entre 2011 et 2014, les revenus des médecins libéraux ou mixtes (tirés très majoritairement de leur activité libérale, mais aussi d'une éventuelle activité salariée) ont progressé en moyenne de 0,3 % par an en euros constants (après prise en compte de l'inflation), près d'un praticien sur trois cumule son activité libérale avec une activité salariée, par exemple à l'hôpital ou dans un centre de santé.

En 2014, les praticiens libéraux ou mixtes ont perçu un revenu d'activité global moyen de **112.000 €** (toutes spécialités, tous secteurs) nettement *plus élevé pour les spécialistes **(141.000 €)** que pour les omnipraticiens **(86.000 €)***, précise la DREES.

Sans surprise, le résultat moyen des spécialistes les mieux rémunérés – radiologues, anesthésistes et chirurgiens – dépasse les **180.000 €,** soit plus du double de celui des généralistes ou des spécialistes cliniciens au bas de l'échelle des revenus comme les pédiatres ou les psychiatres (**86.000 €)**. Toujours en moyenne, les revenus d'activité en secteur II **(151.000 €**) sont nettement plus élevés que ceux des spécialistes à tarifs opposables (**133.000 €**).

Sur la période récente 2011/2014, la progression annuelle de 0,3 % des revenus médicaux masque de fortes disparités : ceux des radiologues ont augmenté en moyenne de 1,3 % par an alors que six spécialités ont vu leurs revenus s'éroder (- 0,3 % pour les ORL, -0,6 % pour les psychiatres, - 0,9 % pour les chirurgiens et les dermatologues, - 1,3 % pour les stomatologues et - 1,4 % pour les pédiatres).

Les revenus des médecins en 2014

	Effectifs	Part des effectifs de secteur 2 (en %)	En % activité mixte	Revenu d'activité (en euros) Ensemble	Revenu d'activité (en euros) Secteur 1	Revenu d'activité (en euros) Secteur 2	dont revenu libéral (en euros) Ensemble	dont revenu libéral (en euros) Secteur 1	dont revenu libéral (en euros) Secteur 2
Omnipraticiens	**57 354**	**9,1**	**25,0**	**86 150**	**87 330**	**74 370**	**82 270**	**83 520**	**69 670**
Anesthésistes	3 374	40,9	16,5	197 030	177 640	224 690	189 430	169 320	218 120
Cardiologues	4 335	20,2	50,4	150 820	151 320	148 840	131 590	132 250	128 970
Chirurgien·ne·s	6 271	80,7	42,4	180 060	159 680	184 730	154 410	109 070	164 800
Dermatologues	2 978	41,5	32,2	87 050	81 100	95 540	82 510	78 270	88 550
Gastro-entérologues	2 024	39,1	53,4	134 770	130 190	141 890	117 300	111 030	127 040
Gynécologues	4 994	58,2	40,1	108 910	88 440	123 620	92 920	72 560	107 560
Ophtalmologues	4 529	56,4	33,3	169 530	131 480	197 830	161 730	126 680	187 790
Oto-rhino-laryngologistes	2 103	58,8	56,9	122 660	115 630	127 470	104 540	98 710	108 530
Pédiatres	2 477	34,6	47,5	85 670	81 450	93 680	75 180	70 980	83 140
Pneumologues	1 120	17,9	56,2	117 950	120 530	106 100	101 470	104 440	87 830
Psychiatres et neuropsychiatres	5 669	31,7	44,3	86 000	85 560	86 940	72 560	72 450	72 790
Radiologues	5 774	14,7	31,0	208 680	204 560	232 590	191 480	187 370	215 300
Rhumatologues	1 675	46,3	47,3	98 130	95 750	100 960	88 710	89 010	88 360
Stomatologues	892	45,7	33,3	141 690	126 970	159 620	131 500	117 460	148 620
Autres spécialistes	4 070	31,4	50,8	121 220	130 560	103 460	103 130	113 500	83 420
Ensemble des spécialistes	**52 285**	**42,5**	**41,0**	**140 610**	**132 910**	**150 880**	**125 510**	**117 850**	**135 730**
Ensemble des médecins	**109 639**	**25,0**	**32,5**	**111 760**	**103 650**	**136 160**	**102 610**	**95 820**	**123 020**

Champ • France, médecins conventionnés, âgés de 70 ans ou moins, installés avant 2014, ayant déclaré au moins un euro d'honoraires et pratiqué au moins un acte en 2014.
Les revenus ne sont calculés que sur les professionnels retrouvés dans le fichier fiscal et ayant déclaré au moins un euro de revenu libéral ; les effectifs tiennent compte des non-appariés.
Sources • CNAMTS, effectifs et part des médecins en secteur 2 ; INSEE-DGFIP-CNAMTS, exploitation DREES (revenus et activité mixte).

Si l'on analyse une période un peu plus longue (la décennie 2005/2014), la progression annuelle des revenus atteint 0,9 % pour l'ensemble des médecins avec, là encore, des écarts très significatifs : +0,6 % par an pour les généralistes, +1,9 % par an pour les anesthésistes, mais -0,7 % pour les pédiatres et les psychiatres.

Taux de croissance annuel moyen du revenu d'activité entre 2005 et 2014

En % (en euros constants)

	Taux de croissance annuel moyen 2005-2011			Taux de croissance annuel moyen 2011-2014			Taux de croissance annuel moyen 2005-2014		
	Ensemble	Secteur 1	Secteur 2	Ensemble	Secteur 1	Secteur 2	Ensemble	Secteur 1	Secteur 2
Omnipraticiens	**0,7**	**0,8**	**0,1**	**0,3**	**0,3**	**-0,3**	**0,6**	**0,6**	**-0,0**
Anesthésistes	2,9	2,2	2,8	-0,0	0,1	-1,4	1,9	1,5	1,4
Cardiologues	1,2	1,1	1,8	0,3	0,4	0,2	0,9	0,9	1,2
Chirurgien-ne-s	1,1	1,2	1,0	-0,9	0,4	-1,3	0,5	0,9	0,2
Dermatologues	1,4	1,4	1,4	-0,9	-1,1	-0,6	0,6	0,5	0,7
Gastro-entérologues	2,1	2,2	1,9	1,2	1,1	1,1	1,8	1,9	1,6
Gynécologues	-0,0	-0,9	0,2	0,1	-0,3	-0,2	0,0	-0,7	0,1
Ophtalmologues	2,8	1,6	3,1	0,3	-0,0	-0,1	1,9	1,1	2,1
Oto-rhino-laryngologistes	1,9	2,1	1,7	-0,3	0,1	-0,7	1,2	1,4	0,9
Pédiatres	-0,3	-0,6	0,1	-1,4	-1,1	-2,0	-0,7	-0,8	-0,6
Pneumologues	1,7	1,9	0,7	1,2	1,4	0,2	1,6	1,8	0,6
Psychiatres et neuropsychiatres	-0,7	-0,7	-0,8	-0,6	-0,4	-1,2	-0,7	-0,6	-1,0
Radiologues	0,9	0,8	0,8	1,3	1,2	1,0	1,0	1,0	0,9
Rhumatologues	1,5	1,4	1,4	0,1	0,5	-0,5	1,0	1,1	0,8
Stomatologues	1,0	0,6	1,4	-1,3	-1,9	-1,2	0,2	-0,2	0,5
Autres spécialistes	1,5	1,9	0,7	0,6	1,3	-0,8	1,2	1,7	0,2
Ensemble des spécialistes	**1,5**	**1,2**	**1,7**	**0,3**	**0,6**	**-0,3**	**1,1**	**1,0**	**1,0**
Ensemble des médecins	**1,2**	**0,9**	**1,9**	**0,3**	**0,3**	**0,3**	**0,9**	**0,7**	**1,4**

Champ • France métropolitaine.
Sources • INSEE-DGFIP-CNAMTS, exploitation DREES.

L'étude apporte un autre éclairage paradoxal : sur la période récente (2011/2014), les revenus des spécialistes en secteur II ont, eux, régressé en moyenne de 0,3 % par an.

Ce repli ne provient pas d'une baisse des honoraires perçus ou des dépassements pratiqués (en légère hausse). *Le changement de régime fiscal des dividendes* [suppression du prélèvement forfaitaire libératoire de 21 %] *a entraîné une baisse de la rémunération des praticiens de secteur II installés en société d'exercice libéral, particulièrement marquée pour les 1 % les mieux rémunérés,* explique l'étude.

* Le revenu d'activité global cumule le revenu libéral et un éventuel revenu salarié.

Le salaire d'un médecin généraliste comparé au secteur profession libérale. Comparaison des salaires mensuels nets (source : UNASA, 2012).

- **6 664 €** Médecin généraliste
- **3 485 €** Moyenne secteur professions libérales

On remarquera la notable différence de revenu moyen, mais les professions libérales pour la plupart d'entre elles qu'elles soient dans le domaine de la santé ou non sont accessibles bien avant le délai des 9 à 12 années d'études de médecine, et les responsabilités professionnelles engagées sont à l'aune des cotisations d'assurance responsabilité civile professionnelles des médecins versus les autres libéraux (sauf le BTP.)

Tableau de comparaison du revenu et du niveau de qualification des professionnels (économie.gouv.fr PDF 2012)

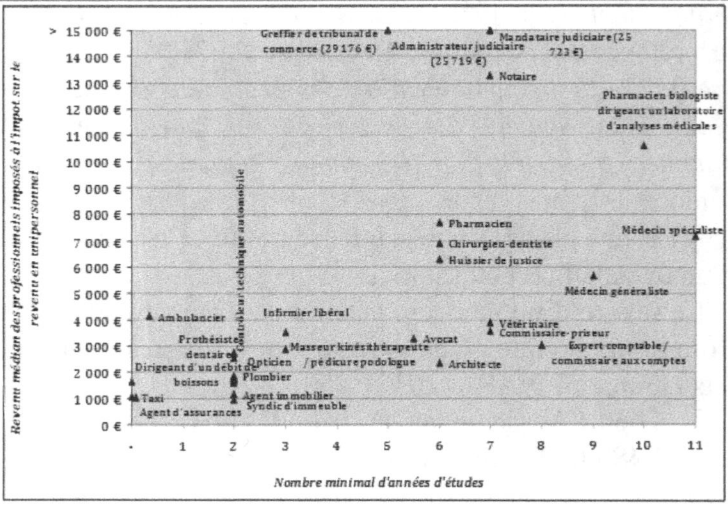

<u>Source</u> : Mission IGF
Note de lecture : le revenu médian mensuel d'un pharmacien exerçant dans une structure unipersonnelle imposée à l'impôt sur le revenu est de 7 671 €, pour une formation correspondant à six années d'études supérieures.
Remarque : les revenus des professions de greffier de tribunal de commerce, d'administrateur judiciaire et de mandataire judiciaire dépassaient l'échelle du graphique.

REVENUS DES MÉDECINS HOSPITALIERS

Les médecins hospitaliers sont rétribués par un traitement versé mensuellement. On doit rappeler ici l'existence de praticiens hospitaliers à temps partiel et d'attachés à temps encore plus partiel ainsi que de praticiens contractuels tous rémunérés selon le mode du salariat.

Grille indiciaire du grade praticien hospitalier à temps plein (au 14/07/2017)

Échelon	Durée	Salaire brut
1	1 an	4 130,68 €
2	1 an	4 200,78 €
3	2 ans	4 298,95 €
4	2 ans	4 411,11 €
5	2 ans	4 607,41 €
6	2 ans	4 929,92 €
7	2 ans	5 280,46 €
8	2 ans	5 448,72 €
9	2 ans	5 645,02 €
10	2 ans	6 065,68 €
11	2 ans	6 318,07 €
12	4 ans	7 182,85 €
13		7 500,82

A ce revenu à l'ancienneté il convient éventuellement de rajouter des primes qui sont très nombreuses et parfois constituent une part importante du revenu mensuel par exemple les astreintes de gardes.

[42] Les médecins à l'hôpital peuvent percevoir d'autres indemnités ainsi :

- L'indemnité d'engagement de service public : **487 €** par mois.
- L'indemnité pour activité exercée sur plusieurs établissements : **415 €** brut par mois- l'indemnité d'activité sectorielle et de liaison : **415 €** brut par mois.
- Le montant des indemnités de garde et d'astreinte dépend du moment où la garde est prise. Et si elle se situe, ou non, en dehors du temps de travail hebdomadaire. Si la garde est prise pendant le temps de travail, un samedi après-midi par exemple est indemnisé **132 €** et une nuit **250 €.** En revanche, une nuit ou un dimanche de travail supplémentaire est payé **473 €.**

Même si les salaires des médecins à l'hôpital semblent confortables, ils sont souvent inférieurs à ce que gagnent les médecins libéraux, installés dans le privé. Le salaire moyen d'un chirurgien dans le privé est de **128 377 € net**, soit presque **10 700 € mensuels**. Cette différence de rémunération explique pour partie que l'hôpital ait du mal à recruter des spécialistes.

Paradoxalement certains des plus gros revenus médicaux du territoire sont imputables à quelques PU-PH.

Revenu des PRATICIENS UNIVERSITAIRES : Ils cumulent les revenus de PH minorés des cotisations retraite et ceux de l'Université reproduits ici **[43].**

Sur les revenus universitaires des personnels médecins.

En fonction du grade :

Pour les professeurs des universités :

- En fonction de la classe et de l'ancienneté, de **3 046,73** à **6 389,65** € par mois

Pour les maitres de conférences :

- En fonction de l'ancienneté, d**e 2 102,15 à 4 458,97 €** par mois

Pour les praticiens hospitaliers universitaires :

- En fonction de l'ancienneté, de **24 489,29 à 32 303,51 €** par an

Pour les chefs de cliniques assistants des hôpitaux :

- En fonction du grade, de **16 714,92 à 19 464,45 €** par an

LES GROS REVENUS DE LA MÉDECINE

Des médecins riches ?

Après de 9 à 12 ans d'études et de concours, tous les médecins gagnent correctement leur vie, quel que soit leur mode d'exercice. C'est une profession sans chômage et pour un temps certain.

Elle regroupe il est vrai des situations très inégales. L'aphorisme selon lequel il y a des médecins riches qui soignent des riches et des médecins pauvres qui soignent des pauvres reste en partie valable.

Certaines consœurs et confrères, rares, sont sans revenu, car volontairement engagés à temps plein dans des organisations humanitaires et inscrits gratuitement à l'ordre des médecins.

Mais c'est des plus gros revenus que nous voulons rapporter ici.

Concernant la géographie : Comme on peut s'y attendre, c'est dans les grandes métropoles que les plus gros revenus sont déclarés. Ainsi le tableau ci-dessous en fait foi et note que les revenus les plus importants sont croissants avec le temps. **[45]**

Ville	2011	2005	Evolution
Paris	518 541 €	446 217 €	+16,2%
Marseille	514 471 €	353 487 €	+45,5%
Lyon	502 979 €	449 413 €	+11,9%
Ensemble	472 632 €	383 142 €	+23,4%

Concernant les revenus des libéraux, on peut noter que la spécialité en constitue un déterminant majeur.

Le tableau ci-dessous s'attache aux 1 % des revenus les plus importants de chaque spécialité, on notera que cela ne représente en rien le revenu moyen des spécialistes qui est très inférieur comme on l'a vu plus haut.

Spécialité	**2011**	**2005**	**Évolution (en%)**
Anesthésistes	476 079 €	391 726 €	21,5
Cardiologues	421 268 €	330 334 €	27,5
Chirurgiens	568 976 €	513 873 €	10,7
Dermatologues	257 230 €	233 499 €	10,2
Ensemble	472 632 €	383 142 €	23,4
Gastro-entérologues	404 288 €	340 203 €	18,8
Gynécologues	387 611 €	368 687 €	5,10
Omnipraticiens	228 379 €	199 738 €	14,3
Ophtalmologues	637 701 €	478 408 €	33,3
ORL	329 605 €	286 766 €	14,9
Pneumologues	283 901 €	NC	nul
Psychiatres	280 071 €	271 499 €	3,2
Pédiatres	273 833 €	231 264 €	18,4
Radiologues	654 915 €	NC	nul
Rhumatologues	341 569 €	257 981 €	32,4

On peut noter que même chez les plus aisés, les généralistes sont encore les moins favorisés

CONCERNANT ENFIN LES PROFESSEURS qui ont choisi d'exercer dans les hôpitaux universitaires pour y pratiquer, enseigner et faire de la recherche à plein temps, un certain nombre se distinguent par une pratique très rémunératrice d'une activité privée pourtant réglementairement très limitée - à une journée par semaine - et qui trouvent néanmoins le temps de se constituer des revenus annuels sans commune mesure avec leurs salaires mensuels. Bien entendu avec des dépassements d'honoraires considérables.

Faut-il s'interroger à savoir si le temps du privé n'est pas largement outrepassé et favorisé au détriment de l'activité publique? Un tel contrôle qui serait théoriquement du domaine des commissions ad hoc dans chaque hôpital ne semble pas fonctionner où que ce soit, non plus que celui de l'employeur principal, hospitalier, théoriquement à même de contrôler les activités publiques et privées, peut-être juge et partie, ni même de la DGCCRF (direction générale de la concurrence des coûts et de la répression des fraudes.), pourtant compétente, et pas non plus du respect du « *tact et mesure* » dont l'Ordre des médecins avait souhaité faire son pré carré. Peut-être faut-il s'interroger sur un statut particulier de facto qui mériterait alors d'être légalisé ?

Ces dérapages sont-ils fréquents **?** Le phénomène reste très marginal chez les universitaires, mais les montants en jeu sont parfois importants :

Le top 7 de l'AP-HP qu'avait rapporté en 2010 **[47]** un quotidien parisien sur les montants représentant les honoraires privés perçus en 2007.

- 1. Pr. T. F. (Urologie - Cochin) : 593 000 euros
- 2. Pr. M. Z. (Urologie - Cochin) : 569 000 euros
- 3. Pr. M. M. (Chirurgie plastique - Saint Louis) : 545 000 euros
- 4. Pr. J.-N. F. (Chirurgie thoracique - Pompidou) : 460 000 euros
- 5. Pr. L. H. (Chirurgie générale - Pitié-Salpêtrière) : 430 000 euros
- 6. Pr. B. D. (Urologie - Cochin) : 280 000 euros
- 7. Pr. B. G. (Psychiatrie - Cochin) : 126 000 euros

On notera qu'à Cochin c'était la course à l'échalote en urologie !

Ainsi non vertueux a pu paraître à l'époque, l'exemple du Professeur émargeant à 280 000 € de revenu libéral, par ailleurs plein temps hospitalier, professeur plein temps universitaire, plein temps député de Paris et peut être seulement à temps partiel conseiller d'arrondissement et conseiller municipal à Paris?

On doit à la vérité de dire que de tels comportements sont rares et que pour la plupart des hospitaliers plein temps qui pratiquent ces revenus libéraux dits accessoires, ils demeurent pour eux réellement accessoires et sont surtout la possibilité de prétendre à la retraite complémentaire de la CARMF d'autant que les universitaires, rappelons-le, ne peuvent prétendre à une retraite hospitalière.

Peut-on devenir riche en étant médecin ?

Tout dépend du niveau de richesse.

Selon Jean de Kervasdoué [48] ... « *La distribution des revenus s'est beaucoup rétrécie chez les médecins par rapport à ce qui pouvait exister au début des années 70 où beaucoup de chirurgiens avaient des niveaux de rémunération qui représenteraient aujourd'hui autour de 2 millions d'euros...*

*Aujourd'hui, je constate que je connais des avocats, des biologistes, des entrepreneurs en cliniques privées (quelques-uns sont médecins) qui ont fait fortune, mais pas de chirurgiens qui se soient enrichis en étant (*seulement*) chirurgien.* »

Il convient d'ajouter que la pression fiscale pour les revenus déclarés est bien plus grande par rapport aux années 70.

La redistribution des revenus des salariés est importante dans ce pays. Soulignons que la non-déclaration de revenus encaissés est un délit.

LA RETRAITE DES MÉDECINS

L'âge de la retraite

La France est l'un des rares pays à avoir trois âges légaux : le minimum (62 ans), le maximum (70 ans), et celui de la retraite à taux plein (variable, maximum 67 ans.)

Pour le corps médical c'est encore plus compliqué :

- L'âge limite de départ à la retraite des médecins hospitaliers est passé à 72 ans pour lutter contre la pénurie de médecins dans les hôpitaux publics. C'est un pis aller.
- L'âge de la retraite à taux plein, sans décote pour la CARMF des exercices libéraux est de 65 ans, avec possibilité de retraite plus précoce, mais avec décote en fonction de l'âge de départ et possibilité de poursuivre son activité au-delà de 65 ans avec bonification chaque année, sans âge limite.
- Pour les emplois statutaires publics non hospitaliers, l'âge de départ mettant fin au statut est fonction de chacun d'entre eux.
- Pour les emplois contractuels, le droit au départ en retraite est celui de la règle commune en fonction de l'âge. Mais il est possible de rester en fonction au-delà selon les contrats.

Plusieurs retraites cumulables

Tout médecin qui prend sa retraite peut prétendre à plusieurs rétributions provenant des caisses qui ont collecté les différentes étapes d'activités de sa carrière.

I. Les années de formation, externat, internat ouvrent droit à des semestres de cotisations à la retraite du régime général de la sécurité sociale, régime de base et complémentaire.

II. La retraite obligatoire des médecins libéraux comporte trois niveaux de cotisations : une retraite obligatoire, une retraite complémentaire et une retraite supplémentaire (ASV). Ces trois régimes sont gérés par la Caisse autonome de retraite des médecins de France (CARMF).

La retraite moyenne des médecins libéraux est de **2 635 €** par mois. **[44]** 65 346 médecins retraités ont perçu une retraite moyenne de 2 635 € pour le mois de juin 2017. Avec **1 173 €,** le régime complémentaire en compose la majeure partie avec 44 % de la retraite moyenne CARMF versée au médecin. Le régime ASV s'élève en moyenne à **913 €** (35 %) suivi du régime de base d'un montant de **549 €**, soit 21 % de la retraite moyenne versée.

III. La retraite des médecins hospitaliers est aussi complexe. Pour les médecins qui n'ont pas eu d'activité libérale, la retraite cumule la retraite de base de la sécurité sociale au prorata du nombre de trimestres validés et la retraite complémentaire gérée par l'IRCANTEC au prorata des cotisations versées. En 2016, les praticiens hospitaliers à la retraite perçoivent une retraite complémentaire IRCANTEC de **950 €** par mois pour une durée moyenne d'affiliation au régime de 25,5 années.

Pour les médecins hospitaliers qui ont eu une activité libérale et salariée soit que, exercices mixtes ou plein temps avec exercice libéral conventionné, ils cumulent les trois régimes, régime général, IRCANTEC et CARMF avec ASV.

Pour les hospitalo-universitaires qui ont eu une activité libérale conventionnée. Ils peuvent cumuler une retraite de la CARMF avec celle de la fonction publique, mais ne peuvent pas prétendre à celle des hospitaliers de l'IRCANTEC où ils n'ont du reste pas cotisé.

IV. La retraite des médecins salariés non hospitaliers. Elle ressort soit de régimes spéciaux soit du régime général en fonction de l'employeur.

L'ARGENT DES CONSOMMATEURS EN SANTÉ. LES RESTES À CHARGE DES MÉNAGES

Les dépenses que les consommateurs de santé doivent débourser sans espoir de remboursement le plus souvent et qu'on peut appeler les restes à charge proviennent de deux sources.

La première de loin la plus importante est UN RESTE A CHARGE MEDICAL c'est-à-dire ce que les patients ou les usagers doivent payer au-delà de ce que l'assurance maladie et la mutuelle santé ont remboursé pour des actes médicaux effectués ou prescrits (le ticket modérateur).

La seconde est un chapitre qu'on pouvait nommer jusque là l'automédication et qu'il convient plus justement de définir désormais comme l'AUTOGESTION SANITAIRE INDIVIDUELLE. (« *Selfcare* » en anglo-saxon). C'est la prise en charge par l'individu lui-même de la gestion de sa santé ou de celle des siens, mais aussi de son bien-être. Il va sans dire que ces dépenses de santé n'impliquent nullement les ressources de l'assurance maladie et très rarement un recours à l'intervention d'un professionnel de santé. Pour autant, elles retentissent sur le budget des ménages et doivent être appréciées.

I. Le reste à charge « médical »

Selon la direction de l'information légale et administrative (DILA) :

La part des ménages dans le financement de la consommation de soins et biens médicaux (CSBM) fluctue en fonction de plusieurs facteurs :

Si le Gouvernement adopte des mesures de non-remboursement ou de moindre remboursement de certaines dépenses par la Sécurité sociale, cela entraîne automatiquement une augmentation de la part payée par les personnes : déremboursement de médicaments à faible service médical rendu, prise en charge réduite des frais optiques ou dentaires, etc.

Il en est de même lorsque sont prises des mesures d'économies et de "responsabilisation" en matière d'assurance maladie. Par exemple :

- *Parcours de soins avec modulation des taux de remboursement,*
- *Franchises médicales sur les boîtes de médicaments, les actes paramédicaux ou les transports,*
- *Participation forfaitaire de 1€ sur les consultations de médecins, franchises hospitalières*

Enfin, les dépassements d'honoraires demandés par certains professionnels de santé ne sont pas, de fait, pris en charge par la Sécurité sociale.

Certaines de ces mesures sont compensées par les organismes complémentaires (dépassements d'honoraires, frais d'optique ou dentaires, etc.). D'autres, par contre, ne le sont pas, même si elles sont plafonnées. C'est le cas de la participation forfaitaire de 1€ pour chaque consultation de médecin (plafonnée à 50€ par an).

Au final, la participation financière des ménages équivaut à leur reste à charge, c'est-à-dire à ce qu'ils doivent réellement payer une fois déduits les remboursements ef-

fectués par les organismes de Sécurité sociale de base et les organismes complémentaires.

*En 2013, le reste à charge était estimé à **16,5 milliards d'euros**, soit 8,8 % de la CSBM.*

Il a fluctué en fonction des mesures prises pour limiter les dépenses d'assurance maladie. Cela a été notable entre 2006 et 2011, période pendant laquelle ces mesures ont été particulièrement appliquées, passant le reste à charge des ménages de 8,8 % en 2006 à 9,2 % en 2011. Depuis cette date, et en l'absence de mise en œuvre de nouvelles mesures d'économies en direction des ménages, le reste à charge s'est stabilisé. »

Ce reste à charge génère de plus en plus fréquemment des renoncements aux soins et parmi eux les dépassements d'honoraires en constituent un élément important.

II. Les renoncements aux soins

Une personne renonce aux soins si elle abandonne la poursuite d'un objectif visant à soigner et recouvrer sa santé. Elle renonce à un soin spécifique, si elle abandonne la démarche d'obtention ou l'usage de ce soin (bien ou service/curatif ou préventif). Définition selon Caroline Despres (Renoncement aux soins pour raisons financières DREES mars 2012 page 175.) Le renoncement aux soins constitue une décision d'abandon du but poursuivi, maintenir sa santé ou la recouvrer. Il est aussi souvent entendu comme l'abandon d'un soin conforme à la norme médicale.

Le reste à charge des dépenses ci-dessus définies fait qu'une croissante partie de la population, la plus pauvre ; doive renoncer à recourir à des soins médicaux ou dentaires nécessaires ou à des appareillages auditifs ou visuels du simple fait du reste à charge insupportable. L'importance et la fréquence de ces renoncements peuvent amener à douter du pacte social et à s'interroger sur la réalité de l'accès aux soins pour les plus fragiles d'entre nous.

LEUR NOMBRE EST EN EFFET IMPORTANT. L'enquête de l'assurance maladie l'a confirmé : un quart des assurés sociaux (26,5 %) ont renoncé à se faire soigner en 2016, selon l'Observatoire des non-recours aux droits et services (Odenore). Mandaté par la Caisse nationale d'assurance maladie, ce dernier a sondé 29.000 personnes se présentant dans les CPAM. Environ 39 % des assurés interrogés font une croix sur des prothèses dentaires (sans plafond tarifaire jusqu'en 2017), 34 % sur des soins dentaires conservateurs (des tarifs pourtant régulés). Viennent ensuite les consultations de spécialistes, l'ophtalmologie et les lunettes.

LES PATIENTS ÉVOQUENT AVANT TOUT DES PROBLÈMES FINANCIERS: à 59 % le reste à charge trop élevé et à 32 % l'avance de frais impossible. Les délais de rendez-vous trop longs ou le manque de disponibilité des médecins ne sont mis en avant que dans respectivement 12 % et 11 % des cas. Près de 80 % sont des *renonceurs* qui sont pourtant couverts par une complémentaire santé. Un sur cinq bénéficie de la couverture maladie universelle complémentaire, qui protège assez bien contre le risque financier des soins. Les gros bataillons de *renonceurs* sont plutôt des gens qui auraient droit à une aide de la complémentaire santé (ACS), mais qui ne s'en servent pas. Il y a la Sécurité sociale, les filets de sécurité comme l'ACS (réformée en 2015) ou la CMU, les contrats collectifs devenus obligatoires en entreprise, le tiers payant (en cours de généralisation). Mais cela ne suffit visiblement pas. Avec des conséquences lourdes : le renoncement aux soins entraîne des dépenses hospitalières, des arrêts de travail et mine le pacte social.

LES SOINS DENTAIRES ET OPTIQUES font de loin l'objet des taux de renoncement les plus élevés. En France, les soins dentaires ne sont pas tous soumis aux mêmes règles d'encadrement des tarifs par l'assurance maladie. Si les soins dentaires conservateurs et chirurgicaux font l'objet de tarifs conventionnels que doivent respecter les professionnels, en revanche ces derniers sont autorisés à pratiquer des dépassements sur certains actes à tarifs dits « de responsabilité » tels que les soins prothétiques (couronnes, bridges), voire des tarifs libres pour les implants dentaires notamment. Ainsi, en 2013, un peu plus de 53 % des honoraires des dentistes provenaient de ces dépassements (Comptes de la santé, 2013).

Au plan macroéconomique, en 2013, sur **10,6 milliards d'euros** de dépenses dentaires, la Sécurité sociale en a financé 32 %, les organismes complémentaires 39 % et les ménages 25 %, soit **2,7 milliards d'euros** de restes à charge supportés directement par les ménages.

Ensuite viennent l'ophtalmologie et les achats d'optique auxquels 20,4 % et 18,7 % des *renonçeurs* disent respectivement ne pas avoir accès.

Les consultations chez un spécialiste sont quant à elles déclarées comme renoncées par 14,3 % de l'ensemble des *renonçeurs*. La part de personnes en renoncement à des consultations chez un généraliste, actuellement ou dans l'année qui vient de s'écouler, est proche : 13,3 %.

On peut souligner que 17,5 % des femmes *renonçantes* déclarent renoncer actuellement ou avoir renoncé à des consultations ou à des soins gynécologiques au cours des douze derniers mois. Il est également intéressant de noter que 8,3 % des personnes repérées en renoncement dans le cadre de ce diagnostic ont parlé d'actes chirurgicaux non satisfaits.

III. Les dépassements d'honoraires médicaux

Comme leur nom l'indique, les dépassements d'honoraires sont des sommes supérieures aux tarifs conventionnels fixés par l'assurance maladie. En France, cette référence détermine le montant d'une consultation ou d'un acte médical, à condition que le praticien soit conventionné en secteur 1.

Rappel chronologique

La loi du 19/10/1945 met en place un conventionnement dans chaque département entre l'assurance maladie et les syndicats médicaux libéraux visant à encadrer les dépassements d'honoraires et à asseoir les bases de leur remboursement.

La convention de 1971 devient nationale. Elle fixe un tarif unique des actes des médecins et des professionnels de santé permettant un accès au soin du plus grand nombre.

Dès 1980 est instaurée l'autorisation de dépassements d'honoraires avec la création des 3 secteurs, pour rappel, le secteur 1 sans dépassement, le secteur 2 permettant les dépassements, et le secteur 3 à honoraires libres, mais sans quasiment aucun remboursement (tarif d'autorité).

Le succès est massif et nombre de praticiens optent pour ce secteur 2 autorisant les dépassements, spécialistes comme généralistes, argumentant pour les uns de consultations plus longues ou de loyers prohibitifs en grandes villes, pour les autres de l'amortissement de techniques plus coûteuses. Il faut rappeler qu'à cette période le nombre de médecins et d'étudiants en médecine s'est considérablement accru et que depuis 1972 un numerus clausus avait été mis en place pour limiter le nombre de médecins dans l'hexagone.

Dès 1990 l'accès au droit à dépassement est fortement limité. Il est limité aux médecins anciens chefs de clinique ou anciens assistants des hôpitaux et donc fermé aux médecins généralistes, qui n'y peuvent accéder que par le biais du secteur I avec droit permanent à dépassement (DPP) qui ne leur est octroyé qu'avec parcimonie par décision de la CPAM. Avec le temps qui passe, les généralistes de secteur 2 vieillissent et se raréfient et sont le plus souvent des MEP. Ce qui fait qu'il ne subsiste pratiquement plus à terme que des spécialistes.

*Le secteur 2, marqueur de la hiérarchie sociomédicale : le secteur 2 est en effet devenu une zone réservée aux médecins "titrés". Le titre est le marqueur de la hiérarchie sociomédicale, le marqueur signifiant évolue, de l'externe à l'interne, le niveau minimum est actuellement fixé au niveau du chef de clinique hospitalier (*Claude Leicher Pdt de MG France le 13/07/2012 dans l'OBS).

Il est à noter que tous les jeunes diplômés pouvant y prétendre le revendiquent. D'autre part, la raréfaction aujourd'hui de nombreuses spécialités aboutit à voir croître les demandes de dépassements par simple effet d'aubaine. De plus, l'appétence des jeunes diplômés pour les spécialités les plus rémunératrices se confirme d'année en année. Voir Annexe I.

En 2012 apparaît le Contrat d'accès aux soins (CAS), contrat qui devient, Option Pratique tarifaire maitrisée (OPTAM) dans la convention 2016. Devant la croissance constante de ces dépassements, l'assurance maladie propose aux praticiens de secteur 2 notamment chirurgiens et obstétriciens une modération de leurs dépassements (JO du 6/12/12.)

En échange d'une participation de la Caisse aux charges sociales du praticien, portant sur sa pratique sans dépassement, d'une majoration de certains actes et d'un taux de remboursement accru du patient, le médecin s'engage à limiter ses dépassements en nombre (30 % d'actes en secteur I) et à les plafonner en niveau (100 % du secteur I).

La CNAM (Ameli.fr dossier de presse du 29 novembre 2017) constate suite à ces contrats que *globalement, pour l'ensemble des médecins et pour l'ensemble des actes (actes cliniques, comme les consultations et actes tech-*

niques qui impliquent un examen ou la pratique d'une procédure médicale comme par exemple, une échographie abdominale), le taux de dépassement continue de baisser en 2016 pour atteindre 51,9 % chez tous les médecins exerçant en secteur 2 et 52,5 % chez les seuls médecins spécialistes(hors médecine générale). Inversement, la part d'actes réalisés à tarifs opposables (i.e. sans dépassement) témoigne également d'une évolution favorable avec une tendance à la hausse continue (+5,4 points depuis 2011).»

Parmi les spécialités qui dépassent le plus, on trouve les gynécologues médicaux, avec des consultations en moyenne 98,2 % plus chères (contre 70,8 % chez les gynécologues obstétriciens), puis les gériatres + 92,9 %. Enfin, les psychiatres arrivent sur la troisième marche du podium + 73,2 %.

Il n'en demeure pas moins qu'en 2016, les dépassements d'honoraires sont estimés à **2,66 Mds d'euros** dont **2,45 Mds** pour les seuls spécialistes

Selon le rapporteur de la Cour des comptes (rapport 2017 sur l'avenir de l'assurance maladie) ces dépassements seraient de plus en plus nombreux et onéreux. Si la Cour note une diminution du nombre de médecins généralistes pratiquant les dépassements d'honoraires (8,7 % en 2015 contre 16 % en 1985) (et on a expliqué pourquoi par simple effet mécanique) elle regrette en revanche que la situation soit radicalement différente en ce qui concerne les spécialistes. En 2015, 45 % d'entre eux exerçaient en secteur 2 contre 30 % en 1985. Et le taux moyen de dépassements a augmenté, passant de 23 % en 1985 à 56 % en 2013.

La situation serait particulièrement préoccupante pour les chirurgiens-dentistes – où les dépassements seraient de l'ordre de **4,8 milliards d'euros** – les chirurgiens qui exercent en secteur 2 pour 81 % d'entre eux, les gynécologues-obstétriciens (67 % en secteur 2) et les ophtalmologues (57 %).

Dans les cliniques, plus de 40 % des séjours donneraient lieu à des dépassements d'honoraires en 2015, avec des disparités importantes entre zones rurales et zones urbaines. La Cour établit aussi que le nombre de médecins hospitaliers qui pratiquent des dépassements est en nette augmentation depuis dix ans.

Au total : si le taux moyen des dépassements d'honoraires semble baisser, les dépenses qu'ils représentent pour les patients ne font qu'augmenter (ou leurs mutuelles s'ils en ont une). De beaucoup : **+ 2,66 milliards d'euros** en 2016. La raison ? La hausse du nombre de médecins inscrits en secteur 2 toujours plus nombreux.

La baisse que pointe la CNAM s'expliquerait moins par la diminution du taux moyen de dépassement d'honoraires que par l'augmentation du nombre d'actes au tarif sécurité sociale imposée aux médecins contractants. Le poids des dépassements dans la charge des ménages reste donc préoccupant.

IV. LES RESTES À CHARGE NON MÉDICAUX

Deux chapitres vont nous arrêter : **l'autogestion de sa santé** et **le recours aux médecines alternatives.** C'est à ce niveau que les thérapeutiques *complémentaires* viennent s'inscrire d'où qu'elles proviennent ainsi que des activités physiques ou psychiques qui sont très souvent proposées et qui font vivre des "*non professionnels de santé*" très précisément sur ce créneau de la santé.

IV.1. Autogestion de la santé

Le soin

Qu'on prend de soi même ou des siens c'est le ou les moyens par lesquels on s'efforce de conserver ou rendre la santé à une personne. Il convient selon la définition de l'OMS d'y adjoindre la notion de bien-être qui entre aussi dans le cadre de la santé. *La santé est un état de complet bien-être physique, mental et social, et ne consiste pas seulement en une absence de maladie ou d'infirmité.* **[49]**. Chaque personne peut ainsi prendre en charge les soins qui lui paraissent à cet égard nécessaires ou simplement utiles.

Ces soins, peuvent être très divers.

- Soins habituels d'hygiène et de nutrition, discipline ou qualité de vie aux frontières de la prévention, pratique d'activités physiques ou sportives hors compétition. Toutes activités de par leur diversité difficiles à apprécier sur le plan financier, car même si recommandées par les campagnes de prévention ou même prescrites, elles ne relèvent pas habituellement de l'assurance maladie.
- Prises de substances pour pallier ou prévenir des faiblesses alléguées ou ressenties : nutriments, alicaments, vitamines… sans pour autant verser dans les produits dopants interdits, dangereux ou réprimés.

Automédication *strictu senso*

C'est la prise de médicaments sans prescription médicale. Il s'agit de médicaments disposant d'une AMM *(autorisation de mise sur le marché*) et donc réputés actifs et non toxiques dans les limites de l'observance de l'AMM et qui sont de prescription médicale facultative (PMF) c'est-à-dire accessibles sans ordonnance. **[50]** L'automédication, est un phénomène en croissance, année après année, et qui n'est pas sans poser aujourd'hui à la fois un problème de santé publique en même temps qu'économique.

L'automédication au sens plus large inclut les médicaments, mais aussi les dispositifs médicaux et les compléments alimentaires.

Les dispositifs médicaux

C'est-à-dire tout instrument, appareil, équipement, matière, produit destiné à être utilisé chez l'homme à des fins médicales à l'exception des produits implantables ou d'origine humaine (art L 5211-3 CSP) y compris les dispositifs médicaux de diagnostic in vitro s'ils peuvent être délivrés sans prescription médicale.

Les compléments alimentaires

Selon le décret du 20/3/2006, il s'agit de denrées alimentaires dont le but est de compléter le régime alimentaire normal et qui constituent une source concentrée de nutriments ou d'autres substances ayant un effet nutritionnel ou physiologique seules ou combinées. Ils sont commercialisés sous forme de doses. Ils sont justifiés dans certains états tels que grossesse, cachexie, dénutrition...Certains sont susceptibles d'être prescrits, mais tous sont aussi accessibles par les clients et nombre d'entre eux n'ont aucune intention thérapeutique, mais plutôt de prévention et simplement de vie plus saine. Les cosmétiques peuvent y être assimilés.

L'automédication

Un problème de santé publique, mais un budget non négligeable

Problème de santé publique

L'automédication est un phénomène qui se développe dans toute l'Europe et à un moindre degré aussi en France.

Plus de 4 000 médicaments y sont accessibles sans prescription médicale et 80 % des Français y ont recours.

La consommation française de médicaments est élevée : **34,4 milliards d'euros** en 2010, Chaque Français a dépensé ainsi 29 % de plus pour ses médicaments que la moyenne des pays de l'OCDE, et jusqu'au double des dépenses danoises.

Par contre, la consommation de médicaments sans ordonnance apparaît peu développée en France, puisqu'ils ne représentent que 6,4 % des dépenses de médicaments en pharmacie d'officine soit **1,65 milliard d'euros** en médicaments non remboursables. (Selon *Automédication - mars 2012 Que choisir)*

La consommation française de médicaments est forte, mais peu tournée vers l'automédication ; mais celle-ci qui est en croissance n'est pas pour autant négligeable.

Plusieurs raisons pour l'expliquer :

L'éducation sanitaire et thérapeutique se développe dans une population de plus en plus informée et éduquée souhaitant se prendre en charge.

Les difficultés croissantes pour consulter un médecin de premier recours dans un délai raisonnable.

Le déremboursement d'un certain nombre de médicaments dits « de confort » et devenus accessibles sans prescription médicale voire sans l'avis du pharmacien.

Les efforts publicitaires des firmes pharmaceutiques pour vanter ces produits tout autant que les firmes de cosmétiques qui sont souvent les mêmes.

C'est un problème diversement apprécié :

L'Ordre des médecins dès 2009 avait reconnu l'émergence de l'automédication insistant sur l'attention que devaient apporter les praticiens à la recherche de l'automédication devant des symptômes inadéquats et leurs dangers d'interférence ainsi que les risques de surdosage et d'accoutumance.**[50]**

Pour les pharmaciens, l'avis est favorable, mais nuancé **[51].** Les médicaments sans ordonnance sont efficaces pour guérir certains troubles mineurs, tels que les maux de tête, le rhume, la fièvre, etc. Avec leur faible toxicité, ces types de produits ne présentent généralement pas de danger. Mais les risques ne sont pas nuls, car ils dépendent de l'état de santé de chaque personne.

Les associations de consommateurs : Sont plus critiques **[52]**. À travers une étude publiée en novembre 2017, testant 62 produits parmi les plus utilisés, le magazine *60 Millions de consommateurs* veut démontrer que, parmi les médicaments les plus vendus disponibles sans ordonnance, près d'un sur deux est à proscrire, car le rapport bénéfice-risque de ces produits est défavorable ; ***33 %*** des médicaments sont jugés passables par le magazine, qui explique que leur efficacité est faible ou non prouvée, mais sont généralement bien tolérés. Enfin, seulement 21 % des médicaments évalués sont à privilégier pour leur rapport bénéfice-risque favorable.

Un budget non négligeable

L'automédication représente un tiers des dépenses de médicaments des ménages et 12 % du total des paiements directs des Français. [53].

Seule une partie des médicaments est accessible sans ordonnance **:** des médicaments non remboursables, et une partie des médicaments remboursables. Certains médicaments, remboursés lorsqu'ils sont prescrits par un médecin, peuvent également être achetés sans ordonnance. Dans ce cas, le médicament est intégralement à la charge du consommateur. Le prix de ces médicaments, dits remboursables, est fixé par les pouvoirs publics au niveau national, même quand ils sont accessibles en automédication. Les médicaments non remboursables, dits aussi « OTC stricts » (*pour Over the counter*) médicaments accessibles devant le comptoir, sont disponibles sans ordonnance, et vendus à prix libres par les seuls pharmaciens.

En 2011, les Français ont consacré **2,1 milliards d'euros** à l'automédication dont les 4/5 sont des médicaments non prescrits **(1,6 Md).** Il s'agit de dépenses non négligeables pour les ménages, puisque l'automédication n'est pas remboursée par l'assurance maladie, rarement par les complémentaires santé, et reste donc totalement à leur charge.

Dépenses directes de santé des ménages [54] selon *Que choisir*

Soins de ville **34 %**
Hôpital **16 %**
Biens médicaux **15 %**
Divers **1 %**
Médicaments **34 %**
Dont : Remboursables **66 %**
Automédication **34 %**

Au total, en 2014, les Français se sont procuré 270 millions de boîtes de ces médicaments utilisés dans le traitement des « *bobos sans gravité* » pour un chiffre d'affaire **de 1,6 milliard** d'euros estimait en début 2017 l'Afipa (Association française de l'Industrie pharmaceutique pour une automédication responsable). A titre de comparaison, le marché du médicament représente un total d'environ **30 milliards d'euros** de dépenses chaque année.

En France, les officines pharmaceutiques détiennent un monopole sur la distribution des médicaments au public (en dehors des médicaments délivrés par les pharmacies hospitalières et par les rarissimes médecins propharmaciens), qu'il s'agisse des médicaments sur prescription ou des médicaments sans ordonnance. Comme on l'a vu les médicaments dits remboursables sont vendus au même prix déterminé par l'assurance maladie qu'ils soient prescrits ou délivrés sans ordonnance. : C'est un tarif administré. Pour ce qui concerne les non remboursables, il en va tout autrement et le marché qui est libre demeure opaque.

Concernant le prix proposé par le laboratoire **(55)** on peut s'étonner que, dès lors qu'un médicament est déremboursé, celui-ci voit son prix en moyenne augmenter de 43 %, alors qu'il s'agit d'un médicament ancien n'entrainant aucun frais de recherche et seulement des frais de publicité, puisqu'il devient susceptible de publicité. En effet selon l'Article L 5122-6 CSP, en France, la publicité est interdite pour les médicaments depuis 1941. Toutefois, une exception est aujourd'hui possible, pour les médicaments qui présentent les trois conditions suivantes :

- Ne pas être soumis à prescription médicale ;
- Ne pas être remboursables par l'assurance maladie ;
- Ne pas être interdits de publicité lors de la délivrance de l'Autorisation de mise sur le marché.

Concernant le prix librement fixé par le pharmacien **[56].** Il n'y a pas de réelle concurrence puisque limitée aux seules pharmacies et donc seulement théorique par manque d'information sur les prix. Ainsi, de 1998 à 2011 le prix des médicaments non remboursables a suivi une trajectoire inverse de celui des spécialités remboursables : les médicaments à prix libres ont augmenté de 47,8 % sur la période, quand les prix administrés diminuaient de 24 %. Lorsque les pouvoirs publics décident de ne plus prendre en charge un médicament, celui-ci voit son mode de tarification changer : le laboratoire peut librement fixer son prix de vente au réseau de distribution, lequel réseau détermine à sa convenance le prix de vente au consommateur final. Le monopole n'est pas régulé, ni par la puissance publique ni par le consommateur, et donc s'organise en défaveur de ce dernier.

Une forte croissance globale du marché de l'automédication en 2015 en progression de 6,4 % en valeur **[57].** Les trois catégories de produits (médicament OTC, dispositif médical et complément alimentaire) enregistrent une croissance supérieure à 5 % en 2015 :

- 5,2 % en valeur pour l'automédication strictu senso,
- 7 % en valeur pour les DM,
- 9,6 % en valeur pour les compléments alimentaires.

Bien qu'elle ne représente que 10,4 % du chiffre d'affaire des officines, l'AUTOMÉDICATION Contribue à 37,2 % de la croissance de l'activité globale des officines, selon les données 2015 de l'AFIPA.

La faible part de marché de l'automédication en France s'explique principalement par une prise en charge assez large des dépenses de médicaments prescrits, par l'assurance maladie et les organismes complémentaires. Les usagers sont donc incités à consulter leur médecin, pour obtenir une prescription.

Dispositifs médicaux [57]

On note une forte progression en 2015 de ceux utilisés en puériculture ainsi que pour les voies respiratoires .Le marché officinal des produits classés comme dispositifs médicaux (DM) est dominé par les produits de soins à domicile consommables, les produits de dermatologie et les produits pour les voies respiratoires. Parmi les plus fortes progressions, on retrouve les DM préconisés en puériculture et les produits préconisés pour les voies respiratoires (respectivement 17,7 % et 16,6 %). En revanche, le marché des produits destinés à améliorer la circulation veineuse accuse un léger recul (- 4,4 %).

Les compléments alimentaires [57]

Le marché des compléments alimentaires en officine est celui qui progresse le plus en valeur en 2015 (+ 9,6 %). Mais il n'est plus seulement alimentaire, mais cosmétique et de comportement. Ce marché est majoritairement représenté par les produits préconisés par leurs producteurs pour l'immunité/vitalité, le sommeil/détente et le confort digestif. Ces deux derniers groupes ont d'ailleurs progressé de près de 20 % par rapport à 2014. La plus grosse progression est enregistrée pour les produits préconisés pour les voies respiratoires (30,8 %). Autre embellie, le marché des compléments alimentaires "*solaires*" progresse de 16,1 %.

Ces compléments alimentaires ne sont pas des médicaments, mais ils contiennent effectivement des substances antioxydantes comme le lycopène, le sélénium, la lutéine ou les caroténoïdes qui vont permettre à la peau de mieux se défendre contre certains méfaits des rayons solaires, assure le professeur en dermatologie Michel Jeanmougin. *Sur ce plan, ces compléments ne semblent donc pas inutiles. Pour* autant, en ce qui concerne le bronzage, le même professeur Michel Jeanmougin certifie qu'*il n'y a aucune étude scientifique ayant démontré une amélioration notable après avoir consommé ces produits. Les gens se disent souvent qu'ils ont constaté eux-mêmes une différence, mais c'est sans doute parce qu'ils ont davantage fait attention...*

En revanche, ceux préconisés pour favoriser la minceur reculent de 8,3 %,

Les huiles essentielles représentent un marché annuel de **85 millions d'euros,** dont **5 millions** pour le bio. Leur culture représente 33 000 hectares assurée par 3600 entreprises.

IV.2. Des médecines alternatives

Un reste à charge ou une liberté coûteuse... et incertaine.

Les médecines non conventionnelles sont devenues une donnée de santé de plus en plus sollicitée par les patients, mais aussi proposée par un certain nombre de médecins, de professionnels de santé et bien sûr aussi par des zélateurs plus ou moins intéressés. Les pouvoirs publics en ont pris conscience. **[58]**

Leur promotion qui n'est pas si récente a sans nul doute plusieurs raisons. D'abord le respect du droit des personnes à prendre en charge leur santé. Ensuite la diffusion des connaissances par une population plus instruite de ce qui la concerne et curieuse de ce qui vient d'ailleurs ou d'hier ou semblant nouveau. Enfin, sans doute aussi, une certaine méfiance de certains vis-à-vis de la médecine traditionnelle efficace, et pour cela redoutée ou de la difficulté d'accès au premier recours de soin ou de sa qualité supposée de moindre écoute. Faut-il souligner le rôle, aujourd'hui, de fausses assertions si facilement répandues sur les réseaux sociaux.

Selon l'Ordre des médecins **[59]** *4 Français sur 10 y auraient recours soit 25 millions dont 60 % de cancéreux. La France est le premier consommateur d'homéopathie et produit les 2/3 de la production mondiale. 7 041 médecins se sont déclarés pratiquer ces médecines alternatives et surtout l'homéopathie, l'ostéopathie et l'acupuncture.*

Plusieurs classifications du fait d'un grand nombre et de l'extrême variété

- Il convient de citer **les médecines traditionnelles orientales**, chinoise mais aussi indienne, tibétaine voire japonaise qui peuvent se décomposer en mouvements et gymnastiques, acupunctures, massages, prescriptions phytothérapiques voire opothérapiques.

- Elles peuvent être classées selon certains en **catégories thérapeutiques** : celles fondées sur les produits naturels, celles fondées sur l'esprit et celles fondées sur les manipulations.

On peut aussi tenter une autre classification :

- Celles centrées sur les **organes sensoriels** : aromathérapie, auriculothérapie, vocale thérapie, musicothérapie, iridologie, chromatothérapie et pour ce qui est du tact : l'acupuncture et ses nombreuses adaptations…
- Celles centrées sur les **produits naturels** : phytothérapie, gemmothérapie, médecine dosimétrique (alcaloïdes), huiles essentielles ; hydrothérapie, crénothérapie, balnéothérapie, thalassothérapie ; héliothérapie ; argile, lithothérapie urinothérapie, apithérapie ; les thérapeutiques nutritionnelles : jeunes, alicaments, crudivorisme…
- Celles centrées **sur l'anatomie** : gymnastiques de diverses influences, massages orientaux, réflexologie (main, pied, face), fasciathérapie et les manipulations d'ostéopathie, de chiropraxie et leurs variantes…
- Celles enfin centrées sur **l'esprit et le psychisme** : Autosuggestion, hypnose, relaxation, psychogénéalogie, psychanalyse, sophrologie sans oublier les psychothérapies…

Qui sont les fournisseurs de soins

Tant que le soin est administré par l'usager pour lui-même ou les siens, il convient de respecter sa décision, qu'on peut supposer libre et éclairée, et sous réserve qu'il ne contrevienne pas à la loi. Il n'engage ici que sa propre responsabilité.

L'intervention d'un tiers soignant pose le problème de son rôle et de sa qualité.

- Prescrites ou réalisées par un médecin, les médecines alternatives entrent dès lors dans le cadre strict de l'assurance maladie et le coût paraît impossible à individualiser, on peut par contre déterminer les praticiens qui les dispensent exclusivement ou occasionnellement. On ne peut invoquer l'article L-4161-1 CSP, sur l'exercice illégal encore que ce praticien doive respecter le code de déontologie. Plus de 7 000 praticiens, pour rappel y ont recours.
- De même si le soin est délivré par un professionnel de santé suite à une prescription médicale ou dans le cadre de son rôle propre : L- 4311-1, L 4321-1, etc.
- Sans prise en charge de l'assurance maladie par contre est possible le recours à des professionnels, autorisés de par leur titre, bien que non professionnels de santé, alors même qu'ils y prétendent **(60)** et y agissent exclusivement dans leur activité professionnelle quotidienne. Tels sont les ostéopathes, chiropracteurs, certains psychothérapeutes et psychanalystes.
- Quant aux soignants « alternatifs » non autorisés :

Pour traiter une affection somatique identifiée ou alléguée, voilà qui pose problème : cela peut aller à des pratiques plus opaques avec prescriptions de substances inconnues ou non contrôlables, de manœuvres ou de décisions variées notamment d'abandon de soin. Attention, le charlatanisme guette.

Recours à des soutiens pour les mal-êtres les plus divers et c'est alors le danger de manipulations, d'abus de faiblesse ou de dérives sectaires particulièrement chez les mineurs, les personnes âgées ainsi que lors de pathologies psychiques, toutes populations plus vulnérables.

On conçoit que parmi les très nombreux et divers praticquants de ces nombreuses « médecines alternatives » tant en diagnostic qu'en thérapeutique puissent se glisser des malveillances solitaires ou structurées, des incompétences et puis aussi des bienfaisants.

Cela étant les limites entre l'exercice de la médecine conventionnelle et les activités « *alternatives* » demeurent en réalité très floues.

Au sein même de la médecine dite conventionnelle des activités thérapeutiques alternatives sont enseignées et/ou pratiquées par des médecins comme l'ostéopathie ou la phytothérapie, par exemple, d'autres ont été prises en charge par l'assurance maladie alors qu'elles n'ont pas fait scientifiquement la preuve de leur efficacité comme l'homéopathie, l'acupuncture voire la mésothérapie.

Concernant l'herboristerie, le diplôme d'herboriste a été supprimé par la loi du 11/09/1941 et il n'existe plus de diplôme d'herboriste en activité, alors que les herboristeries prospèrent boostées par les huiles essentielles et les cosmétiques.

D'autres enfin qui ne sont que des remises à la mode de thérapeutiques anciennes réactualisées par les préoccupations environnementales et utilisant des produits naturels pourraient être prescrites par les médecins, même si la plupart l'ont oublié. Et ce sont parfois des personnes d'origines mal définies qui se proposent pour y suppléer contre rétribution.

Les médecins peuvent ainsi utiliser tel ou tel moyen diagnostique ou thérapeutique, ressortant de médecine non conventionnelle dans le cadre de leur exercice, mais dans le respect des règles déontologiques au premier rang desquelles : *primum non nocere*. (Avant tout ne pas nuire.)

Les médecines non conventionnelles ou traditionnelles, chinoise notamment, aspirent à se voir reconnues en Occident ainsi que leurs pratiquants. Pareillement de nombreuses activités de médecines parallèles souhaiteraient avoir les mêmes facilités en France que celles dont elles jouissent dans leurs pays d'origine où même dans certains pays occidentaux plus « libéraux » ou plus laxistes selon ce qu'on en pense. Quelques-unes parmi elles se fraient un chemin dans les hôpitaux (l'AP-HP notamment.)

Sur le plan pécuniaire, la distinction est encore délicate ; certes, celles préconisées par les médecins en exercice peuvent être prises en charge par l'assurance maladie, les autres non. Mais certaines activités autorisées telles l'ostéopathie et la chiropraxie peuvent être remboursées par certains contrats de mutuelles.

Quant à l'estimation des revenus de ces pratiques discrètes et non reconnues, l'opacité reste importante, les recettes déclarées peuvent différer notablement des rentrées réelles.

IV.3. L'argent des médecines alternatives

Nous nous intéresserons ici aux deux catégories de médecines alternatives parmi les plus répandues, à savoir *les ostéopathes et les psychothérapies* qui représentent un nombre de praticiens important et donc une dépense considérable qu'on tentera d'estimer.

Pour les autres le flou demeure encore tant sur leur nombre parfois revendiqué parfois sous le boisseau et tout autant sur le caractère bénévole ou marchand de leurs activités, enfin sur la réalité d'une éventuelle bienfaisance.

L'argent des ostéopathes et chiropracteurs

Médecine manuelle, ostéopathie, chiropraxie [61]

« L'exercice de l'ostéopathie et de la chiropraxie par des non professionnels de santé a été légalisé en France

par la Loi Kouchner de 2002, et réglementé par les décrets n° 2007-435 du 25 mars 2007(ostéopathie) et n° 2011-32 du 7 janvier 2011 (chiropraxie). Ces décrets fixent les domaines d'intervention (troubles fonctionnels du corps humain pour l'ostéopathie, troubles de l'appareil locomoteur à l'exclusion des pathologies organiques pour la chiropraxie), interdisent les manipulations gynéco-obstétricales et les touchers pelviens, et exigent un certificat de non contre indication médicale établi par un médecin pour les manipulations du crâne, de la face et du rachis chez le nourrisson de moins de 6 mois et, pour les ostéopathes, pour les manipulations du rachis cervical ; les chiropracteurs sont autorisés à pratiquer les manipulations cervicales sous réserve de restrictions clairement mentionnées en annexe du décret.

Le décret n° 2007-437 du 25 mars 2005 et l'arrêté du 20 septembre 2011 fixent respectivement les règles relatives à la formation des ostéopathes et des chiropracteurs. »

LES ÉTUDES EN OSTEOPATHIE SONT ENSEIGNÉES par des structures privées et payantes. Elles doivent être reconnues par l'État qui décide de leur autorisation. La formation est de six ans et onéreuse. Le nombre d'écoles formatrices avait atteint les 50. Trente et une écoles d'ostéopathie agréées pour la rentrée 2016. En juillet 2015, après une remise à plat de la formation en ostéopathie, le ministère de la Santé avait donné un agrément à une liste restreinte d'écoles pour 5 ans à partir de la rentrée 2015.Vingt établissements post bac et trois établissements ouverts aux professionnels de santé avaient alors obtenu leur précieux sésame, sur 37 dossiers déposés. Des agréments "à titre provisoire" avaient également été délivrés a posteriori à certains d'entre eux. Privées d'agrément par le ministère de la Santé en juillet 2015, huit écoles ont retrouvé le droit de former des étudiants pour 5 ans à partir de la rentrée 2016.

CES ÉTUDES SONT coût : Les coûts de scolarité à l'École Supérieure d'Ostéopathie s'élèvent, pour l'année universitaire 2018-2019, à : **9.050 € (X3)** pour le « Premier Cycle d'Études ostéopathiques », **9.550 €(X2)** pour le Deuxième Cycle d'Études ostéopathiques et **6. 050 €** pour l'année optionnelle de spécialisation accessible aux diplômés soit un total de **52.300 €**.

Les conditions financières d'une formation d'ostéopathie de 5 ans au COPB : Année scolaire 2017/ 2018 : Frais de dossier administratif : **150€.** Frais d'études : **7.000 €** la 1re année, **8.200 € l'**an, les années suivantes. Soit un total de **39.800 €**.

Ainsi peut-on avancer que la formation d'ostéopathe est de l'ordre de **40 à 50.000 €.** Rien que pour les frais de scolarité.

A comparer avec ceux des plus grandes écoles de commerce qui sont de l'ordre de **15 000 € par an** ; pour un niveau master il faut compter 3 ans c'est-à-dire **45.000 € + prépa 2 ans.**

Pour ce qui concerne les chiropracteurs : Leur nombre est beaucoup plus restreint. **700** en janvier 2016 **[62].** Une seule école est agréée en France avec deux pôles, Toulouse et Ivry. Les études durent 5 années, dont 15 mois en internat. La formation est étalée sur 5.550 heures. Les études sont également payantes de **9865 €** par an.

LA DEMOGRAPHIE DES OSTÉOPATHES EN FRANCE EST GALOPANTE. Selon ROF (registre des ostéopathes de France) le nombre des ostéopathes exclusifs est passé de 5 342 en 2010 à 15 545 en 2016 celui des ostéopathes MK passait dans le même temps de 4 960 à 9 016 et celui des médecins ostéopathes de 1 120 à 1 765.Selon le syndicat des ostéopathes, à la rentrée 2016 il existait 31 écoles agréées dispensant environ 2 200 diplômes par an et accueillant chaque année 11 000 élèves, nombre réglementairement limité.

Selon UNASA-ADELI en 2016 on notait plus de 28 000 ostéopathes dont 17 000 exclusifs 61 % c'est à dire sans autre formation préalable. 9 000 MK 32 % 1 500 médecins 5 % 500 divers 2 % Leur nombre s'est accru de + 700 % depuis 2002.

LE REVENU DE CETTE PROFESSION est à l'aune inverse de sa démographie et n'est pas si enviable qu'attendu. L'UFOF le 12 mai 2014 s'alarmait de la situation. *Le salaire des ostéopathes : comment leurs revenus ont-ils évolué entre 2003, date de la reconnaissance de l'ostéopathie, et 2012 ?*

Avec plus de 60 établissements de formation en ostéopathie sur le territoire français soit 60 % des écoles dans le monde, plus de 3 000 étudiants en 2012 arrivés sur le marché du travail, soit 43 % de professionnels de plus sur un marché déjà saturé, on observe un déséquilibre entre le nombre d'ostéopathes et les possibilités de patientèle. Ce déséquilibre se répercute au niveau des revenus de la profession.

La situation est préoccupante : en effet les revenus de 2014 le confirment. Le revenu annuel moyen déclaré des ostéopathes en 2014 d'après l'UNASA est de **26.492 €** soit **2.207,66** mensuels. La moitié des ostéopathes ont des bénéfices inférieurs à **18 837 €** et 25 % d'entre eux gagnent **7.745 €** sur l'année soit **645,92 €** mensuels.

Les plus hautes rémunérations sont à **50.364 €** soit 4197 € mensuels.

– ¼ des ostéopathes gagnent moins de 645,42 €
– ¼ des ostéopathes gagnent moins de 1.569,75 €
– ¼ des ostéopathes gagnent moins de 2.424,58 €
– ¼ des ostéopathes gagnent plus de 4.197,00 €

Le SMIC étant évalué à **1.466,62 €,** un quart des ostéopathes ont des revenus inférieurs au salaire minimal. On suppose bien sûr que tous les revenus encaissés étaient bien déclarés.

Les honoraires des ostéopathes

Le coût moyen d'une consultation se situe entre **40 et 80 euros [63]** soit 2 à 3 fois plus que la consultation de base du médecin. Il convient de noter que ces consultations sont souvent d'une certaine durée, pouvant en première fois être de l'ordre de 30 voire 60 minutes. Les honoraires des ostéopathes sont totalement libres. Ces honoraires ne sont pas pris en charge par la sécurité sociale. Cependant, nombre de mutuelles peuvent rembourser partiellement ou totalement les consultations en ostéopathie. Une note d'honoraires en fin de traitement doit être réclamée.

Selon la DREES 13 juin 2017 : *Il est à noter que les honoraires totaux des actes et des prestations réalisés dans le cadre des PSNC (professions de santé non conventionnelles) peuvent être élevés et qu'il ne faut donc pas hésiter à demander, non seulement des garanties scientifiques sur la sécurité et l'efficacité de la prise en charge, mais aussi un devis global sur ce qui est proposé avant d'en accepter la réalisation.*

Coût global de l'ostéopathie

Il est difficile à appréhender avec précision d'autant que pour tel, il s'agira d'un recours exceptionnel et pour d'autres de soins répétés, réguliers. Néanmoins en tenant compte d'un nombre de praticiens de l'ordre de 28.000 ayant un revenu moyen déclaré de la profession de 24.704 on doit pouvoir considérer que le reste à charge des ménages est de l'ordre de **0,7 à 1 Md €,** qu'il résulte du paiement direct des honoraires ou du surcoût d'une mutuelle les prenant en charge.

L'argent des psychothérapies

Pour simplement fixer les idées à titre comparatif bien qu'il ne soit pas traité dans ce chapitre, le nombre de MÉDECINS PSYCHIATRES était en 2016 de **15 171** dont 50 % de femmes. Ce nombre étant appelé à diminuer dans les prochaines années, et plus encore celui des psychiatres des enfants et adolescents.

L'usage professionnel du titre de PSYCHOTHERAPEUTE est réglementé par la loi de politique de santé publique 2004-806 – art. 52. Ce titre est réservé aux personnes possédant une formation spécifique (décret n° 2010-534 du 20 mai 2010)

Le titre de psychothérapeute est désormais encadré. Ainsi, il n'est plus possible de s'autoproclamer psychothérapeute du jour au lendemain et d'ouvrir son propre cabinet. La plupart des psychothérapeutes qui sont également psychiatres ou psychologues doivent faire la demande du titre de psychothérapeute aux ARS. Pour les autres professionnels, ils doivent avoir validé une formation universitaire de 5 ans minimum (master) ainsi que 5 mois de stage professionnel dans un établissement public ou privé avant de demander leur inscription.

Le psychothérapeute traite "les troubles psychologiques, sociaux et psychosomatiques" de la personne. Les techniques de psychothérapie sont nombreuses : Psychanalyse, bioénergie, gestalt-thérapie, thérapie cognitive et comportementale (TCC), psychodrame, thérapie analytique...

S'il n'est pas médecin, le psychothérapeute n'est pas habilité à prescrire des médicaments. Il exerce généralement en cabinet privé. Ses consultations s'échelonnent entre **40 et 45 euros** et ne sont pas remboursées par la sécurité sociale.

Le nombre de psychothérapeutes est estimé de 8 à 12.000 en France.

Un psychothérapeute gagne en moyenne **1 353 € net** par mois en France **[64].** Pour rappel, la moyenne du secteur professions libérales est de **3 485 €**

Le titre de PSYCHOLOGUE est aussi protégé. Pour y accéder, plusieurs cursus sont envisageables, même si tous requièrent un niveau bac + 5 (master) : la psychologie est une discipline qui s'intéresse à l'évaluation et au diagnostic des problèmes concernant la pensée, les sentiments et le comportement. Il s'agit aussi d'aider les personnes à comprendre, surmonter et gérer leurs problèmes. Il existe plusieurs branches dans la psychologie : la psychologie clinique, du travail, sociale et familiale, scolaire, ou encore la neuropsychologie.

Les psychologues sont passés de 32.848 en 2010 à 57.854 en 2016 **[65]**

Les revenus du psychologue clinicien dépendent de la structure d'accueil, du statut, et de son expérience. Lorsque le psychologue exerce en libéral au sein d'un cabinet, les revenus sont plus hétérogènes. Son salaire annuel moyen est évalué à **38 400 euros** brut en France. (Selon *regionsjob.com* en date du 18/12/2015).

Le salaire brut mensuel d'un débutant est estimé à : **1600 €. [66]**

La profession de PSYCHANALYSTE n'est pas réglementée.

L'absence de statut n'entraine pas pour autant une inflation de psychanalystes.

Pour y accéder, il faut en passer d'abord par une analyse didactique qui s'étale sur plusieurs années, qui est coûteuse, auprès d'un autre psychanalyste et accéder ensuite à une pratique supervisée.

La plupart des psychanalystes sont psychiatres ou psychologues cliniciens, mais l'absence de réglementation doit inciter à la prudence et à la méfiance. Il est avisé de s'enquérir des diplômes, et des formations avant de s'engager dans une relation qui va être durable. Détecter les tromperies, les fausses formations, les associations et les organismes regroupant des praticiens.

L'analyse traditionnelle se déroule sur plusieurs mois ou années à raison de séances, une ou plusieurs fois par semaine, de durée variable (30 ou 45 minutes). Bien entendu aucune prise en charge de l'assurance maladie dans ce schéma. Chaque séance doit être payante et coûter *suffisamment* au demandeur pour n'être pas négligeable, mais néanmoins adaptée au revenu pour pouvoir perdurer.

Le nombre de psychanalystes est difficile à appréhender précisément **[67].** Au 31/12/2015 on en dénombrait 795 en activité non salariée (-5 % sur un an), dont 69 % de femmes avec un revenu moyen annuel de **14 851 €** et dont 42 % exerçant en Île-de-France. Selon *l'Express* 13/07/2011, ils étaient 6000. Selon *Médiapart* du 9/01/2018. Ils seraient 9 500 psychiatres psychanalystes.

En fait, il apparaît que l'ambigüité provient de ce que les professionnels non-médecins soient très peu nombreux et que les psychiatres, les plus nombreux, qui sont une part non négligeable de cette activité, sont eux, insérés dans la prise en charge médicale.

Sans pour autant faire grief à ces professionnel(le)s la non-déclaration de revenus encaissés en liquide ne peut être ni soupçonnée ni prouvée, mais l'extrême modicité des revenus affichés plus haut dont la moitié située en Île-de-France et donc à Paris pose question.

Les honoraires sont libres, et en général on observe des tarifs allant de **60 à 80 euros** par séance, voire beaucoup plus selon la notoriété du praticien. Les consultations ne sont donc pas remboursées hors psychiatres. Ne pas hésiter à faire jouer la concurrence et à discuter sur les prix.

LA SOPHROLOGIE *a été créée en 1960 par Alfonso Caycedo, médecin neuropsychiatre colombien ayant étu-*

dié l'hypnose, après un séjour en Inde. La sophrologie *est une approche de développement personnel, qui s'intéresse à l'étude de la conscience individuelle, dans une approche qui se veut phénoménologique visant à tenir compte de l'histoire personnelle de chacun. Cette méthode est parfois comparée à l'hypnose, qualifiée parfois de psychothérapie*. (Wikipédia)

Ce n'est pas une profession réglementée. C'est une activité enseignée par des formations privées non contrôlées, nombreuses, diverses et payantes réparties sur le territoire. Les formations s'étalent sur environ 450 heures de présence pouvant s'étaler de quelques mois à deux ans avec une évaluation en stage et au terme duquel peut être délivré un certificat de sophrologue reconnu par l'État.

Le coût des formations est de **6 000 €** environ pour un étudiant et de **7 000** € pour des formations prises en charge par un organisme ou un employeur avec certificats de présence.

La sophrologie en France serait défendue par 8 à 10 000 sophrologues, mais c'est une activité partagée par de nombreux professionnels dont l'exercice de la sophrologie ne constitue qu'une seconde activité, ils sont par ailleurs pour la plupart professionnels de santé ou psychologues. Les sophrologues exclusifs seraient beaucoup moins nombreux de l'ordre d'un millier. Et très féminisés de l'ordre de 70 %.

Les tarifs d'une séance de sophrologie sont de l'ordre de **50 €** par séance. Mais se créer une clientèle libérale exclusive permettant d'en vivre est encore très rare. En tant que salarié le salaire mensuel est d'environ **1500 €**.

Les dérives sectaires

Les dérives sectaires sont un sournois danger dont il convient de rappeler l'existence et la fréquence, car le domaine de la santé est une cible privilégiée. Selon le rapport du Docteur LUIGI, 25 % des signalements concernent la santé **[68]**.

Le rapport 2016 de la MIVILUDES **[69]** confirme que les signalements les plus fréquents concernent les médecines complémentaires et alternatives : techniques et méthodes qui pourraient poser problème (17 %), psychothérapie et développement personnel (14 %), psycho spiritualité et méditation (7 %), spiritualités orientales et pseudo-orientales (9 %). Soit au total 47 %, un signalement sur deux.

L'évolution des dérives sectaires ces dernières années toujours selon la MIVILUDES dans son rapport :

- *est un phénomène moins perceptible si on n'est pas sensibilisé ;*
- *il existe un foisonnement d'offres pas seulement religieuses ou philosophiques, mais dans les domaines qui préoccupent beaucoup de personnes : santé, bien-être, travail, situation économique, environnement...*
- *les dérives s'observent dans des groupes dont l'objet peut être l'humanitaire, la formation, le développement personnel, l'éducation et la santé ;*
- *des microgroupes et des individus isolés exploitent la fragilisation de certaines personnes, chômeurs, malades, jeunes se projetant difficilement dans la société ;*
- *un développement des offres favorisé par les nouvelles technologies, Internet et réseaux sociaux.*

Les proies sont donc légions **: [70]** dans notre société les personnes cibles sont très nombreuses : solitude, chômage, vieillesse, éclatement familial, crises d'adolescence, incarcération, mais aussi sur le plan santé : toxicomanies, affections au long cours ou sans guérison connue en particulier désordres psychiques.

Il convient de mettre en avant les enfants, proies électives à la fois de la secte et aussi de leur environnement parental ou familial. L'enfant victime n'est pas rare : 60.000 à 100.000 selon les estimations. Outre le vol du temps de son enfance voire de son existence certains n'étant même pas déclarés à l'Etat-Civil, signalons l'enfermement, parfois sous le couvert d'internats en écoles cultuelles ou d'éducation dans la famille, le conditionnement, la culpabilisation, la privation de soins, les violences physiques et abus sexuels.

Les prédateurs sont divers**.** Dénoncé par les pouvoirs publics, le recrutement des sectes s'appuie sur des relais très variés. Ce sont surtout les milieux "psychothérapeutes" qui ont attiré l'attention : leur nombre s'est accru de plus d'un tiers depuis 6 ans. On comptait en 2004, 13.000 psychiatres et ***15.000*** *psychothérapeutes, et en 2016 le nombre passait respectivement à 15 171 et 57 854. On estime de 3 à 5 millions les personnes consultantes par année.*

Quant au corps médical déviant, il est estimé à environ 3.000 praticiens avec certains "*racolés*" et d'autres "*racoleurs*". Racolé d'autant plus facilement que fragile, stressé, déprimé. Racoleur devenu un agent recruteur auprès de ses patients

DE LA BIENTRAITANCE EN GUISE DE CONCLUSION

La bientraitance *est une démarche globale dans la prise en charge du patient, de l'usager et de l'accueil de l'entourage visant à promouvoir le respect des droits et libertés du patient, de l'usager, son écoute et ses besoins, tout en prévenant la maltraitance*. (12 juil. 2012. HAS).

Le rapport soignant-patient suppose un respect réciproque : le médecin doit respecter son patient et se respecter lui-même dans la relation qui les lie ; en sachant qu'en quasi-permanence l'assurance maladie intervient comme tiers intervenant dans cette relation. Mais la bientraitance à notre sens, va au-delà et met en cause plus largement à la fois les pouvoirs publics et les consommateurs de soins eux- mêmes, patients, usagers ou consommateurs. C'est une démarche réciproque.

LE MÉDECIN « BIEN TRAITANT » en particulier dans la relation pécuniaire avec le patient se doit bien entendu de respecter la loi, code civil et pénal et le code de déontologie lui-même inscrit dans la loi, qui fondent en quelque sorte la légitimité d'une rétribution : honoraires, salaires, redevances, devis, etc.

Le code de déontologie est incitatif en plusieurs articles :

Art 2 : Le médecin, au service de l'individu et de la santé publique, exerce sa mission dans le respect de la vie humaine, de la personne et de sa dignité....

Art 3 : Le médecin doit, en toutes circonstances, respecter les principes de moralité, de probité et de dévouement indispensables à l'exercice de la médecine.

Art 19 : La médecine ne doit pas être pratiquée comme un commerce...

Art 29 : Toute fraude, abus de cotation, indication inexacte des honoraires perçus et des actes effectués sont interdits.

Art 31 : Tout médecin doit s'abstenir, même en dehors de l'exercice de sa profession, de tout acte de nature à déconsidérer celle-ci.

Le code de la sécurité sociale en son article L 145-1 ne l'est pas moins : les *fraudes, abus et tous faits intéressant l'exercice de la profession relevés à l'encontre des médecins...à l'occasion des soins dispensés aux assurés sociaux* sont susceptibles de sanctions.

Le respect des règles tarifaires en médecine libérale porte essentiellement sur les dépassements d'honoraires.

Tout médecin de secteur II :

- Doit afficher le tarif de ses actes les plus fréquents en salle d'attente.
- Doit remettre une information écrite pour tout dépassement supérieur à 70 € avant exécution ; c'est le cas notamment en chirurgie esthétique.
- Il ne peut refuser de fournir un reçu pour toute somme versée.

Tout dépassement qui ne respecte pas *le tact et la mesure* peut être interpellé soit par l'assurance maladie soit par l'Ordre des Médecins.

Les autres prises d'intérêts doivent être conformes à la réglementation c'est-à-dire en observance de l'article L 4113-6 CSP concernant les rapports avec les entreprises du soin, et les déclarations d'intérêt.

LA BIENTRAITANCE DES PATIENTS à l'égard de leurs médecins mérite aussi d'être signalée.

Les agressions verbales et physiques, les menaces et violences sont de plus en plus fréquentes aussi bien aux urgences des hôpitaux que dans les cabinets de médecins privés.

L'ONVS a recensé **[71]** près de 16 000 signalements de violences en milieu de santé en 2016 et plus de 17 000 en 2017. Essentiellement dans les établissements publics (80 %), mais aussi dans les établissements privés.

Concernant les médecins, l'Ordre des médecins **[72]** a signalé pour 2017 un record de 1 035 signalements de violences affectant dans 61 % des cas des médecins généralistes et dans 13 % des ophtalmologues, spécialité la plus exposée en second rang.

De même, il n'est pas de bon comportement citoyen de solliciter de son médecin un AT de complaisance, un examen paraclinique non justifié, une prescription superflue, un certificat illégitime. Citons l'incivilité devenue fréquente de ne pas honorer son rendez-vous auprès d'un praticien surtout en cette période de médecin plus rare.

Enfin, il faut reconnaitre que les difficultés de l'accès aux soins pour des motifs de territoires sous dotés et d'attentes interminables ou de renoncement aux soins pour raisons financières mettent aussi en RESPONSABILITÉ LES POUVOIRS PUBLICS défaillants ne pouvant respecter leurs engagements. Mais là, *responsable, mais pas coupable.*

LISTE DES ABRÉVIATIONS UTILISÉES

ALD	Affection de longue durée
AME	Aide médicale d'État
AMM	Autorisation de mise sur le marché
ANEMF	Association nationale des étudiants de France
ARH, ARS	Agence régionale d'hospitalisation, Agence régionale de santé
AFIPA	Association française de l'industrie pharmaceutique
APL	Aide personnalisée au logement
CAIM	Contrat d'aide à l'installation médecin
CAS	Contrat d'accès aux soins
CCAM	Classification commune des actes médicaux
CD	Conseil départemental de l'ordre des médecins ou code de déontologie médicale
CDD	Contrat à durée déterminée
CES	Certificat d'études spécialisé
CH CHS CHU	Centre hospitalier, spécialisé, universitaire
CMU	Couverture maladie universelle
CNAM, CPAM	Caisse nationale, Caisse primaire d'assurance maladie
CNAMED	Commission nationale des accidents médicaux
CNOM	Conseil national de l'ordre des médecins
CNRS	Centre national de la recherche scientifique
COSCOM	Contrat de stabilisation et coordination pour les médecins
COTRAM	Contrat de transition pour les médecins
CRCI	Commission régionale de conciliation et d'indemnisation
CSBM	Consommation de soins et de biens médicaux
CSTM	Contrat de solidarité territoriale médecin
CSP	Code de santé publique
CSS	Code de la sécurité sociale
DE	Dépassement pour exigence
DEPP	Direction d'évaluation, prospective et performance
DES	Diplôme d'étude spécialisé
DFASM	Diplôme de formation approfondie en sciences médicales
DFGSM	Diplôme de formation générale en sciences médicales
DILA	Direction de l'information légale et administrative.
DPC	Développement professionnel continu
DREES	Direction de recherche, d'études, d'évaluations et statistiques

ECN	Examen classant national
EHPAD	Etablissement d'hébergement pour personne âgée dépendante
EPU	Enseignement post universitaire
FMC	Formation médicale continue
HTA	Hypertension artérielle
IGAS	Inspection générale des affaires sociales
INSERM	Institut national de la recherche médicale
INVS	Institut de veille sanitaire
MAC	Médecine alternative ou complémentaire
MC	Médecine conventionnelle
MDPH	Maison départementale de personnes handicapées
MEP	Mode d'exercice particulier
MG	Médecin Généraliste ou Médecine Générale
MICA	Mouvement d'incitation à la cessation d'activité
MIVILUDES	Mission interministérielle de vigilance et lutte contre les dérives sectaires
MK	Masseurs kinésithérapeutes
MSA, MSI	Mutualité sociale agricole, Mutualité sociale des indépendants
OCDE	Organisation de coopération et de développement économique
Odenore	Observatoire des non-recours aux droits et services
OMS	Organisation mondiale de la santé
ONDAM	Objectif national des dépenses d'assurance maladie
ONIAM	Office national d'indemnisation des accidents médicaux
ONG	Organisation non gouvernementale
OPTAM	Option de pratique tarifaire maitrisée
OTC	Out the counter
PAPS	Portail d'accompagnement des professions de santé
PACES	Première année commune d'études de santé
PLFSS	Projet de loi de financement de la sécurité sociale
PIB	Produit intérieur brut.
PMI	Protection maternelle et infantile
PUMA	Protection universelle maladie
ROF	Registre des ostéopathes de France
ROSP	Rémunération sur objectifs de santé publique
SCP	Société civile professionnelle
SEL	Société d'exercice libérale
SNIR	Système national inter régime
SMIC	Salaire minimum interprofessionnel de croissance
SSA	Service de santé des armées
TCAM	Taux de croissance annuel moyen
T2A	Tarification à l'activité
UE	Union européenne
UFR	Unité de formation et de recherche
UFOF	Union fédérale des ostéopathes de France
UNASA	Union nationale des associations agréées

BIBLIOGRAPHIE

Ouvrages consultés

DUPONT (Marc), BERGOIGNAN-ESPER (Claudine), PAIRE (Christian), *Droit hospitalier*, Dalloz, 3e édition, 2001.

KERVASDOUE (Jean de), *Le revenu des professions de santé- Carnet de santé de la France,* Mutualité française, 2014

MEMETEAU(Gérard), *Cours de droit médical*, 3e édition, Bordeaux LEH édition 2006.

MORNAT (Jacques), *Mémento d'exercice médical*, Bordeaux LEH édition 2017.

REVAH-LEVY (A.), VERNEUIL (L.), *Docteur écoutez*, Albin Michel, 2016.

SOUBIE(R.), dirige un groupe d'experts, *Santé 2010,* La documentation française. *1993.*

Articles

BERTEREAU Virginie *la PACES*. Dans « L'étudiant » .3/12/2015

CARRE P. (2004). *Les conflits d'intérêt*- Revue Maladies Respiratoires.1073-1074

MORNAT (C.), MORNAT (J.): *Les praticiens hospitaliers plein temps et le cumul d'activité. Le rôle de l'Ordre des Médecins.* Médecine et Droit –sept. oct. 2016.p :109-116

MORNAT (J.) *Ostéopathes et ostéopathies. Ambigüités juridiques et scientifiques et difficultés organisationnelles,* Médecine et Droit, novembre-décembre 2008, p : 184-189

KERVASDOUE (J. de). *Argent éthique et pratique médicale.* Revue politique et parlementaire- Janvier-février1999).

RHODWIN (M. A.), *Medicine, money and morals: Physician, conflicts of interest*, Oxford University-Press. 1993.

Rapports officiels

AMELI.fr Pour de très nombreuses citations.

BERLAND (Y), *Le transfert de tâches et de compétences.* La documentation française. oct. 2003

Du même : E*xpérimentations de coopération et de délégations de tâches solidarité*. santé-gouv. Juin 2006.

LE RISQUE SECTAIRE. R*apport 2011-2012 au Premier ministre*, La documentation française.

IGAS, *les médecins-conseils de la sécurité sociale*, Septembre 2006

MACSF- Le sou médical- *Rapport d'activité*, 2015

MIVILUDES *rapport 2016.*

POLTON(D), *Quel système de santé à l'horizon 2020 ; rapport préparatoire au schéma de services collectifs sanitaires. 2002.*

Rapports du CNOM

BOUET(P.) Assises du CNOM. 2003.

CALLOCH (L. J). *Les médecins-conseils : mission et déontologie*. Rapport de session octobre 1998

CERUTTI Assises du CNOM. 2004

LUIGI (R.), *Médecines alternatives et complémentaires.* Rapport de session avril 2013.

MARCELLI (A.), *Le secret partagé*. Rapport de session mai 1998.

MERCAT (F.X.), *Indépendance du médecin salarié*. Rapport de session octobre 1999

MORNAT(J), *Conflits d'intérêt chez l'expert médecin.* Rapport de session avril 2002

POUILLARD (J.) *L'automédication,* Rapport de session février 2001

ATLAS DEMOGRAPHIQUES des années 2012, 2014, 2017.

CITATIONS

1 Le Parisien du 14 mars 2015
2 Selon leciss.org.
3 Article 53 du code de déontologie (R 4127-53 CSP).
4 Assises CNOM. Juin 2004.*L'exercice à l'horizon* 2020. Rapp. J.Mornat.
5 Rapport Y. Berland-Le transfert de tâches et de compétences.
6 Code de déontologie médicale codifié dans le Code de Santé publique [(art R 4127-1 à 112).
7 Art 69 du code de déontologie médicale.
8 Arrêté du 17 juin 2013.
9 Le chapitre PACES ici rapporté est celui de Virginie Bertereau publié dans « l'*étudiant* » le 3 décembre 2015.
10 Selon Anemf du 30 aout 2017.
11 « *Docteur écoutez* » de Révah- Lévy et Verneuil.
12 Le *conflit intérieur,* Winckler Martin (Dr Marc Zaffran), Blog, 28 juin 2010.
13 Atlas démographique 2017. CNOM
14 L. Abenhaïm Direction générale de la Santé, juin 2001.
15 Assises de l'Ordre, P. Bouet 2003 et F.R. Cerutti 2004.
16 Les choix de l'ECN en Annexe.
17 Atlas démographique du CNOM 2017.
18 Art L 145-1 du Code de la Sécurité sociale.
19 Accord Conventionnel 2016-2021.
20 Estimation de la plaquette Convention 2016-2021. *Document médecin traitant.*
21 Cassation Ass. Plén., 4 mars 1983- Barrat.
22 F.X. Mercat, *Indépendance des médecins salariés*. CNOM. Session octobre 1999.
23 Selon defense-gouv.fr/sante du 30 juin 2016.
24 Selon le syndicat des MISP.
25 Grille indiciaire du 26 mars 2017.
26 Académie de Médecine le 3 novembre 2017.
27 le Figaro-santé du 3 novembre 2017. Marielle Court.
28 Rapport du Groupe de travail : *médecins territoriaux.* 24 avril 2013.
29 Selon INRS.
30 Selon regiosjob.com citant l'INSEE.
31 CNOM. Atlas démographique 2017.
32 IGAS. *Les médecins-conseils de la sécurité sociale*. Septembre 2006.
33 L.J. Calloch. *Les médecins-conseils : mission et déontologie*. Session du CNOM. Octobre 1998.
34 Hoerni (B.) *113 réflexions sur la Médecine. Le secret médical* P. 108
35 A. Marcelli. Le *secret partagé*. Session du CNOM, mai 1998.
36 Cour des comptes. Rapport 2008 P. 215.

37 Au 1 er septembre 2012. Rémunération mensuelle brute.
38 Selon *infostat.*
39 Rhodwin (M.A.) *medicine, money and morals: Physicians conflicts of interest.* Oxford University-Press. 1993.
40 Est rapportée ici l'enquête de *regardscitoyens.org* avec ses tableaux.
41 Est ici rapporté l'article de Cyrille Dupuis du *Quotidien du médecin* commentant les données de la CARMF et de la DREES pour 2014.
42 Selon Delphine Loez dans *GMF* du 17 novembre 2016.
43 Selon le décret du 1er. Juillet 2010.
44 Selon la CARMF.
45 Tableau publié par *egora.fr* le 10 mars 2017.
46 Publié dans *Capital* du 8 mars 2017 provenant de la DREES.
47 Publié dans *Le Parisien* du 10 juin 2010.
48 Interview du *Quotidien du médecin* du 1 novembre 2014 à propos de son ouvrage *Le revenu des professions de santé- Carnet de santé de la France.*
49 Préambule à la constitution de l'OMS de 1946.
50 Jean Pouillard. *L'automédication,* Rapport session du CNOM de février 2001.
51 Selon *pharmashopi.com.*
52 Selon *60 millions de consommateurs.*
53 Selon UFC Que choisir mars 2012.
54 Tableau repris de Calculs UFC-Que choisir. Données :irdes, afipas.
55 Selon irdes.
56 Selon UFC-Que choisir : *Rapport sur l'automédication.* Mars 2012.
57 Selon AFIPA Données 2015.
58 Centre d'analyses stratégiques. Quelles *réponses des pouvoirs publics à l'engouement pour les médecines non conventionnelles* ? Octobre 2012.
59 Luigi (R.) *Médecines alternatives et complémentaires.* Rapport de session du CNOM avril 2013.
60 Conseil D'État 38-7595- *La pratique de l'ostéopathie ne constitue pas au sens du code de la santé publique l'exercice d'une profession paramédicale.*
61 Académie de Médecine. Rapport du 5 mars 2013 *sur les thérapies complémentaires.*
62 Selon *medecinchiropracteur.com.*
63 Selon *Essentiel santé magazine* du 25 mai 2015.
64 Selon *UNASA* .2012.
65 Selon *statista.com.*
66 Selon *etudiant.aujourdhui.fr.*
67 selon *entreprise. gouv.fr.*
68 Rapport LUIGI.
69 Rapport de la MIVILUDES 2016.
70 *Le risque sectaire* Rapport 2011-2012 au Premier ministre.
71 Observatoire de la sécurité des médecins en 2017 publié par le CNOM.
72 Observatoire national des violences en milieu de santé. Rapport 2017.

ANNEXES

ANNEXE I. LES CHOIX DE SPECIALITES DES INTERNES

Discipline	Postes pourvus	Rang min	Rang max	Rang médian	Attractivité
1-Ophtalmologie	129	3	2134	591	0,086
2-Chirurgie plastique, reconstructrice et esthétique	27	28	1533	665	0,088
3-Maladies infectieuses et tropicales	49	1	3654	394	0,109
4-Médecine cardiovasculaire	170	4	2851	782	0,112
5-Dermatologie	90	32	2223	1072	0,132
6-Néphrologie	76	14	4292	736	0,133
7-Radiologie et imagerie médicale	245	8	2508	1174	0,146
8-ORL	76	169	3108	1318	0,187
9-Neurologie	121	15	3588	1352	0,188
10-Neurochirurgie	21	185	3910	1186	0,200
11-Oncologie	117	38	4058	1458	0,206
12-Médecine intensive-réanimation	64	105	4173	1345	0,215
13-Chirurgie maxillo-faciale	24	136	2834	1982	0,218
14-Hépato-gastro-entérologie	122	70	3898	1703	0,222
15-Chirurgie orthopédique	116	166	3419	1958	0,246
16-Anesthésie-réanimation	445	23	3997	2141	0,251
17-Rhumatologie	83	62	4190	1896	0,252
18-Urologie	61	218	3822	2053	0,266
19-Médecine nucléaire	31	306	3083	2058	0,271
20-Médecine interne	113	2	5453	1812	0,290
21-Hématologie	44	21	5394	1441	0,295
22-Anatomie et cytologie pathologiques	56	30	4109	2580	0,297
23-Pneumologie	116	126	4495	2322	0,306
24-Chirurgie orale	12	1499	3152	2582	0,312
25-Gynécologie obstétrique	197	198	4422	2582	0,331
26-Pédiatrie	316	82	4949	2923	0,352
27-Gynécologie médicale	64	557	4475	2949	0,366
28-Chirurgie viscérale	77	119	4394	3223	0,373
29-Chirurgie pédiatrique	24	690	4017	3118	0,378
30-Chirurgie vasculaire	29	630	4332	3561	0,400
31-Chirurgie thoracique et cardiovasculaire	25	792	4395	3746	0,418
32-Génétique médicale	20	576	5543	3653	0,432
33-Endocrinologie	80	162	5499	3978	0,437
34-Médecine vasculaire	44	723	4506	3603	0,443
35-Médecine physique et de réadaptation	94	563	5653	4042	0,482
36-Allergologie	27	2033	6080	4367	0,554
37-Médecine légale	26	1169	7007	5514	0,671
38-Médecine d'urgence	460	323	7704	5241	0,674
39-Psychiatrie	486	83	7748	5517	0,686
40-Santé publique	79	382	7645	5950	0,703
41-Gériatrie	171	268	7769	5907	0,730
42-Biologie médicale	110	237	7764	5910	0,750
43-Médecine générale	2945	49	7771	5565	0,790
44-Médecine du travail	89	994	7768	7125	0,832
Total*	7771				

** Ce classement est établi en fonction du choix des étudiants lors de la procédure ouverte du 29 août au 19 septembre 2017 (hors postes choisis par les CESP et les étudiants de l'école de santé des armées).*

- *L'indicateur d'attractivité de chaque spécialité est défini en tenant compte du classement des étudiants et du nombre de postes ouverts, selon les critères de la DREES. Plus l'indicateur est faible, plus la spécialité est considérée comme attractive.*
- *Les nouvelles spécialités sont notées en caractères gras*

ANNEXE II. TARIF DES EXPERTISES DE LA SÉCURITÉ SOCIALE (ARRETE DU 2/10/2015).

Article 1 Il est alloué au médecin traitant de l'assuré ou de la victime d'un accident de travail ou d'une maladie professionnelle des honoraires fixés sur la base du tarif de la consultation ou de la visite affecté du coefficient 1,5 (C × 1,5 ou V × 1,5) :

1° Pour sa participation à l'examen spécial prévu à l'article L. 324-1 du code de la sécurité sociale ;

2° A l'occasion de l'expertise médicale prévue à l'article L. 141-1 de ce même code pour son assistance ou sa participation à l'expertise médicale en matière d'accidents du travail ou de maladie professionnelle ou en matière d'assurance maladie ;

Le tarif de la consultation ou de la visite pris comme base est le tarif conventionnel de la consultation ou de la visite du praticien, prévu par la convention visée à l'article L. 162-5 du même code.

Article 2 Les honoraires alloués au médecin expert effectuant une expertise conformément aux dispositions de l'article L. 141-1 du code de la sécurité sociale sont fixés sur la base du tarif conventionnel de la consultation ou de la visite défini par les conventions visées aux articles L. 162-5 et L. 162-9 du même code.

Le tarif pris en compte est le tarif de la consultation ou de la visite propre à la catégorie de praticien concerné et affecté du coefficient 4,37 (C × 4,37 ou V × 4,37, CS × 4,37 ou V × 4,37).

Toutefois, lorsque l'expertise médicale est assurée par un médecin spécialiste qualifié en psychiatrie ou en neuropsychiatrie, autorisé à coter les lettres CNPSY ou VNPSY, le tarif visé au premier alinéa du présent article est affecté du coefficient 2,5 (CNPSY×2,5 ou VNPSY×2,5).

Lorsque les praticiens mentionnés à l'article 1er du décret n° 84-135 du 24 février 1984 susvisé effectuent des expertises conformément aux dispositions de l'article L. 141-1 du code susvisé, leurs honoraires sont fixés sur la base du tarif visé au premier alinéa du présent article et affecté du coefficient 7,5 (C × 7,5 ou V × 7,5).

Article 3 Lorsque les praticiens effectuent des expertises conformément aux dispositions de l'article L. 141-2-1 du code de la sécurité sociale, il leur est alloué un forfait par patient concerné établi sur la base du tarif conventionnel de la consultation, défini par les conventions visées à l'article L. 162-5 et L. 162-9 du code de la sécurité sociale et propre à la catégorie concernée (C ou CS). Ce tarif est affecté du coefficient 4,37.

ANNEXE III. BARÈME D'EXPERTISES PENALES

Nature de la mesure	Montant du tarif (en métropole)
	Tarif à compter du 1er janvier 2011
Examens d'une personne gardée à vue et dépôt d'un rapport [1]	57,50 €
Examen lors de chaque <u>prolongation</u> de garde à vue (article 706-88 du CPP) [1]	46 €
Examens d'une victime, avec fixation des taux d'incapacité et dépôt d'un rapport [1]	80,50 €
Examen clinique et prise de sang [1 et 2] ou Examen clinique et prélèvement biologique [1 et 2]	
- S'il est procédé entre 7 h et 22 h	34,50 €
- S'il est procédé entre 22 h et 7 h	34,50 € + 10,67 € = 45,17 €
- S'il est procédé le dimanche et les jours fériés entre 7h et 22h	34,50 € + 7,62 € = 42,12 €
-S'il est procédé le dimanche et les jours fériés entre 22h et 7h	34,50 € + 7,62 € + 10,67 = 52,79 €
Levée de corps (transport sur les lieux et description de cadavre) [1 et 3] Lorsque la levée de corps est effectuée par le médecin qui procède ultérieurement à l'autopsie	- 57,50 € - 34,50 €
Autopsie [3]	
- Avant inhumation	138 €
- Après exhumation	230 €
- Sur cadavre en état de décomposition avancée	230 €
- Sur cadavre de nouveau né, avant inhumation	69 €
- Sur cadavre de nouveau né, après exhumation	115 €
- Sur cadavre de nouveau né, en état de décomposition avancée	115 €
	Tarif pour les actes prescrits à compter du 1er mars 2017
Expertise psychiatrique	
- réalisée par un expert relevant du statut COSP	296 €
- réalisée par un expert relevant d'un autre régime social	407 €
Expertise psychiatrique en cas d'infraction sexuelle (personne poursuivie ou condamnée, victime)	
- réalisée par un expert relevant du statut COSP	314,50 €
- réalisée par un expert relevant d'un autre régime social	425,50 €
Expertise médico-psychologique comportant un ou plusieurs examens pratiqués <u>par un médecin</u> ayant également la qualité de psychologue, intervenant en qualité d'expert unique	
- réalisée par un expert relevant du statut COSP	240,50 €
- réalisée par un expert relevant d'un autre régime social	351,50 €
	Tarif pour les actes prescrits à compter du 1er mars 2017
Expertise médico-psychologique pratiquée <u>par un médecin et un psychologue</u> :	

ANNEXE IV. SUR LE DROIT D'AUTEUR SELON DALLOZ

Les articles L. 131-3-1 et suivants viennent tempérer le principe de « neutralité » du statut de fonctionnaire ou d'agent public posé par l'article L. 111-1 du code de la propriété intellectuelle.

Si les droits patrimoniaux de ces agents naissent bien sur la tête de ces derniers, le code en organise un transfert automatique dans certaines circonstances. Pour cela, il faut que l'œuvre ait été créée par l'agent dans l'exercice de ses fonctions ou d'après les instructions qu'il a reçues. Cette cession, dont le bénéficiaire est l'État (art. L. 131-3-1) ou une collectivité (art. L. 131-3-2), s'effectue dès la création de l'œuvre, mais n'opère que dans la mesure strictement nécessaire à l'accomplissement d'une mission de service public.

En revanche, en cas d'exploitation commerciale de l'œuvre, la personne publique concernée ne dispose, envers l'agent auteur, que d'un droit de préférence.

Suivant l'article L. 131-3-3, un décret en Conseil d'État fixe les modalités d'application de ces diverses solutions. Notamment, les conditions dans lesquelles un agent peut être intéressé aux produits tirés de l'exploitation de l'œuvre, tant dans l'hypothèse d'une exploitation commerciale que dans celle où la personne publique qui l'emploie, cessionnaire du droit d'exploitation, a retiré un avantage d'une exploitation non commerciale.

Cependant, afin de préserver leur liberté scientifique, certains agents, par exemple les universitaires, ne peuvent se voir opposer ces diverses solutions. Il y a alors retour au droit commun.

ANNEXE V. RELATIONS MEDECINS ENTREPRISES

Exemples de contrats de recherche ici reproduits et anonymisés proposés à la commission décisionnaire de l'Ordre National des Médecins.

RMI 12 ......

Etude multicentrique, prospective pour évaluer la performance clinique du dispositif de suture méniscale M..., proposée par la firme X aux docteurs B... et C....

L'étude portera sur 60 patients soit trente chacun au maximum ; elle comportera 4 visites étalées sur deux ans qui seront rétribuées à 410 € au total.

Conclusion : Clause de confidentialité exprimée.

Etude sérieuse. Proposer un avis favorable.

Fait le ...2012.

RMI 13 ....

Projet de contrat de suivi clinique proposé par la firme E**...**à l'investigateur le Dr M**...,** chirurgien orthopédiste libéral à Z....

Le protocole est une évaluation multicentrique, ouverte, rétrospective et prospective des résultats cliniques et radiologiques d'arthroplasties de l'épaule X.... L'engagement est de 100 sujets avec un recul si possible de 10 ans.

La rémunération sera progressive, comportant trois visites pré per et postopératoire ainsi que des visites successives à M+1, 3, 6 et A+ 1, 2, 3, 5, 7 et 10 ans.

La rémunération qui sera proposée au chirurgien est de 560 € pour un suivi à 10 ans, avec 160 € pour les trois premières visites.

Conclusion : l'avis n'est pas favorable en l'état :

Il n'y a pas d'obstacle sur le plan financier.

Il est fait état du consentement des patients et du comité de protection des personnes, ce qui amène à s'interroger sur la qualité du matériel à poser ; s'agit-il d'un produit autorisé voire déjà commercialisé comme c'est le plus probable auquel cas l'avis d'un CPP n'est pas requis, ou d'un produit original non encore autorisé ni pris en charge, auquel cas l'avis entre autres d'un CPP est nécessaire.

Il paraît justifié d'obtenir des éclaircissements à ce sujet.

Par ailleurs la référence réglementaire sur la confidentialité n'est pas non plus exprimée.

Fait le....

ANNEXE VI. EXEMPLES DE CESSION D'INVENTIONS

Sont ici reproduits anonymisés des avis proposés à la commission de l'Ordre National des Médecins qui les a entérinés

RMI 13 ...

Il s'agit d'un contrat de licence de brevet concernant un ancillaire original de fixation de prothèse glénoïdienne d'épaule.

La concession provient du docteur D... chirurgien orthopédiste et elle est concédée à la firme américaine F... et concerne le dépôt de brevet américain No....

Le prix de cession est rémunéré par 50 $ US par élément vendu sur le marché américain avec un minimum garanti de 20 000 $ US par an pour la durée de validité de la licence.

Conclusion : Il s'agit d'un contrat qui nous paraîtrait favorable, car il ne semble pas déroger aux obligations de la déontologie, mais il n'entre pas dans le cadre de l'article L 4113-6 puisque destiné au seul marché des États-Unis.

RMI 11 ....

Contrat de licence exclusive d'exploitation de brevet passé entre les concédants, les docteurs X..., Y.... et Z... concédants et la société S.... le licencié.

Concerne le brevet No... En instance de soumission et qui consiste en un système de clous d'ostéosynthèse pour fracture du calcanéum avec possibilité de vis traversantes.

Le brevet appartient à 49 % à la société S.... et à 17 % pour chacun des trois médecins sus cités.

La rémunération de la concession est proposée à 500 € HT à chacun des concédants à la signature, assortie d'une redevance de 6 % HT, soit 2 % par concédant, à l'exclusion expresse des implants posés par eux-mêmes.

Conclusion : Il n'apparaît pas que ce projet déroge aux obligations du code de la Santé publique.

RMI 12 ...

Il s'agit d'un contrat de développement et de cession de droits de propriété entre le laboratoire L... et les docteurs A... B... C... et D.. Les cessionnaires participeront à la conception et au développement du produit, les cages X...et les ancillaires spécifiques ainsi qu'à la formation des chirurgiens intéressés.

La rémunération est proposée de 25 € pour chaque cage ou plaque posée excluant celles mises en place par les contractants.

L'indépendance des chirurgiens est confirmée.

La durée sera celle du brevet.

Conclusion : L'avis semble favorable.

TABLE DES MATIÈRES

Structures éditoriales du groupe L'Harmattan

L'Harmattan Italie
Via degli Artisti, 15
10124 Torino
harmattan.italia@gmail.com

L'Harmattan Hongrie
Kossuth l. u. 14-16.
1053 Budapest
harmattan@harmattan.hu

L'Harmattan Sénégal
10 VDN en face Mermoz
BP 45034 Dakar-Fann
senharmattan@gmail.com

L'Harmattan Cameroun
TSINGA/FECAFOOT
BP 11486 Yaoundé
inkoukam@gmail.com

L'Harmattan Burkina Faso
Achille Somé – tengnule@hotmail.fr

L'Harmattan Guinée
Almamya, rue KA 028 OKB Agency
BP 3470 Conakry
harmattanguinee@yahoo.fr

L'Harmattan RDC
185, avenue Nyangwe
Commune de Lingwala – Kinshasa
matangilamusadila@yahoo.fr

L'Harmattan Congo
67, boulevard Denis-Sassou-N'Guesso
BP 2874 Brazzaville
harmattan.congo@yahoo.fr

L'Harmattan Mali
Sirakoro-Meguetana V31
Bamako
syllaka@yahoo.fr

L'Harmattan Togo
Djidjole – Lomé
Maison Amela
face EPP BATOME
ddamela@aol.com

L'Harmattan Côte d'Ivoire
Résidence Karl – Cité des Arts
Abidjan-Cocody
03 BP 1588 Abidjan
espace_harmattan.ci@hotmail.fr

L'Harmattan Algérie
22, rue Moulay-Mohamed
31000 Oran
info2@harmattan-algerie.com

L'Harmattan Maroc
5, rue Ferrane-Kouicha, Talaâ-Elkbira
Chrableyine, Fès-Médine
30000 Fès
harmattan.maroc@gmail.com

Nos librairies en France

Librairie internationale
16, rue des Écoles – 75005 Paris
librairie.internationale@harmattan.fr
01 40 46 79 11
www.librairieharmattan.com

Librairie l'Espace Harmattan
21 bis, rue des Écoles – 75005 Paris
librairie.espace@harmattan.fr
01 43 29 49 42

Lib. sciences humaines & histoire
21, rue des Écoles – 75005 Paris
librairie.sh@harmattan.fr
01 46 34 13 71
www.librairieharmattansh.com

Lib. Méditerranée & Moyen-Orient
7, rue des Carmes – 75005 Paris
librairie.mediterranee@harmattan.fr
01 43 29 71 15

Librairie Le Lucernaire
53, rue Notre-Dame-des-Champs – 75006 Paris
librairie@lucernaire.fr
01 42 22 67 13

www.ingramcontent.com/pod-product-compliance
Lightning Source LLC
LaVergne TN
LVHW010937061026
849535LV00007B/2450